KNAUR
MENSSANA

Inka Jochum

Das HüftHeilbuch

Einfache Übungen, um Beschwerden zu lindern und beweglich zu werden

KNAUR
MENSSANA

Die in diesem Buch vorgestellten Übungen wurden von der Autorin und dem Verlag sorgfältig geprüft und haben sich in der Praxis bewährt. Da jeder Mensch für sich besonders ist, können wir allerdings Ergebnisse nicht garantieren. Der Verlag und die Autorin schließen jegliche Haftung für Gesundheits- und Personenschäden aus.

Besuchen Sie uns im Internet:
www.mens-sana.de

Aus Verantwortung für die Umwelt hat sich die Verlagsgruppe Droemer Knaur zu einer nachhaltigen Buchproduktion verpflichtet. Der bewusste Umgang mit unseren Ressourcen, der Schutz unseres Klimas und der Natur gehören zu unseren obersten Unternehmenszielen. Gemeinsam mit unseren Partnern und Lieferanten setzen wir uns für eine klimaneutrale Buchproduktion ein, die den Erwerb von Klimazertifikaten zur Kompensation des CO_2-Ausstoßes einschließt. Weitere Informationen finden Sie unter: www.klimaneutralerverlag.de

FSC www.fsc.org MIX Papier aus verantwortungsvollen Quellen FSC® C004592

Originalausgabe 2022

Redaktion: Anke Schenker
Covergestaltung: atelier-sanna.com, München
Coverabbildung: Christian Kaufmann
Alle Fotos im Innenteil von Christian Kaufmann außer:
Shutterstock.com: S. 7 Tappasan Phurisamrit, S. 8 icemanphotos, S. 14 SciePro, S. 15 Pikovit, S. 18 Peter Hermes Furian, S. 79 optimarc, S. 83 Rimma Bondarenko, S. 84 White bear studio, S. 87 Karin Wabro, S. 88 LedyX;
S. 80 Mit freundlicher Genehmigung Milarepa Retreat Zentrum/Garchen Stiftung
Satz: Adobe InDesign im Verlag
Druck und Bindung: Firmengruppe APPL, aprinta druck GmbH, Wemding
ISBN 978-3-426-65893-2

5 4 3 2 1

Inhalt

Die Hüftpraxis

Heiter immer weiter

Die Hüfte ist ein wahres Wunder der Natur. Das Hüftgelenk ist nach dem Kniegelenk das zweitgrößte Gelenk des menschlichen Körpers. Durch das Hüftgelenk unterscheiden wir Menschen uns von den Vierbeinern, weil es uns ermöglicht, aufrecht auf zwei Beinen durchs Leben zu gehen.

Trotz dieser Bedeutsamkeit wird die Hüfte jedoch kaum wahrgenommen – meist erst dann, wenn sie schmerzt. Und dann wird etwas nur gegen diesen Schmerz unternommen, ohne die Ursachen zu bekämpfen.

Jeder einzelne Schritt hat eine Auswirkung auf die Füße, Knie und Hüftgelenke. Deshalb kann jeder Schritt, wenn er mit dem Atem verbunden und mit Achtsamkeit und Leichtigkeit ausgeführt wird, zu einer Heilübung für die Hüfte werden. Die Verbindung mit dem Atem ist bei allen Bewegungen von ungeheurer Wichtigkeit, denn nur durch die Synchronisation des Atems mit der Bewegung entsteht harmonisches Bewegen, ohne Gelenke und Muskeln zu schädigen. Hüftbeschwerden entstehen häufig auch durch eine falsche Belastung der Fuß-, Knie- und Hüftgelenke beim Gehen, Laufen und Joggen.

Der Atem und das Erfahren der inneren Mitte sind deshalb die Voraussetzungen für eine dauerhafte, nachhaltige Heilung und Regulierung der Hüfte.

Flexibel und beweglich bis ins hohe Alter

Die Atmung, die Leichtigkeit und die spielerische Ausführung der Übungen sind mir bei allen Bewegungsübungen besonders wichtig. Bis ins hohe Alter flexibel und beweglich bleiben ist erstrebenswert, denn die körperliche Beweglichkeit ist auch untrennbar mit der geistigen Beweglichkeit verbunden und bewahrt vor körperlicher und geistiger Erstarrung.

Die Hüfte umspielt die Körpermitte mit unserem wichtigsten Energiereservoir, dem Unteren Dantien. Seine japanische Bezeichnung »Hara« ist durch Karlfried Graf Dürckheim bekannt geworden. In der traditionellen chinesischen Medizin wird das Untere Dantien auch als »Zinnoberfeld« bezeichnet; Zinnober war im alten China ganz besonders wertvoll und kostbar, dadurch drückt

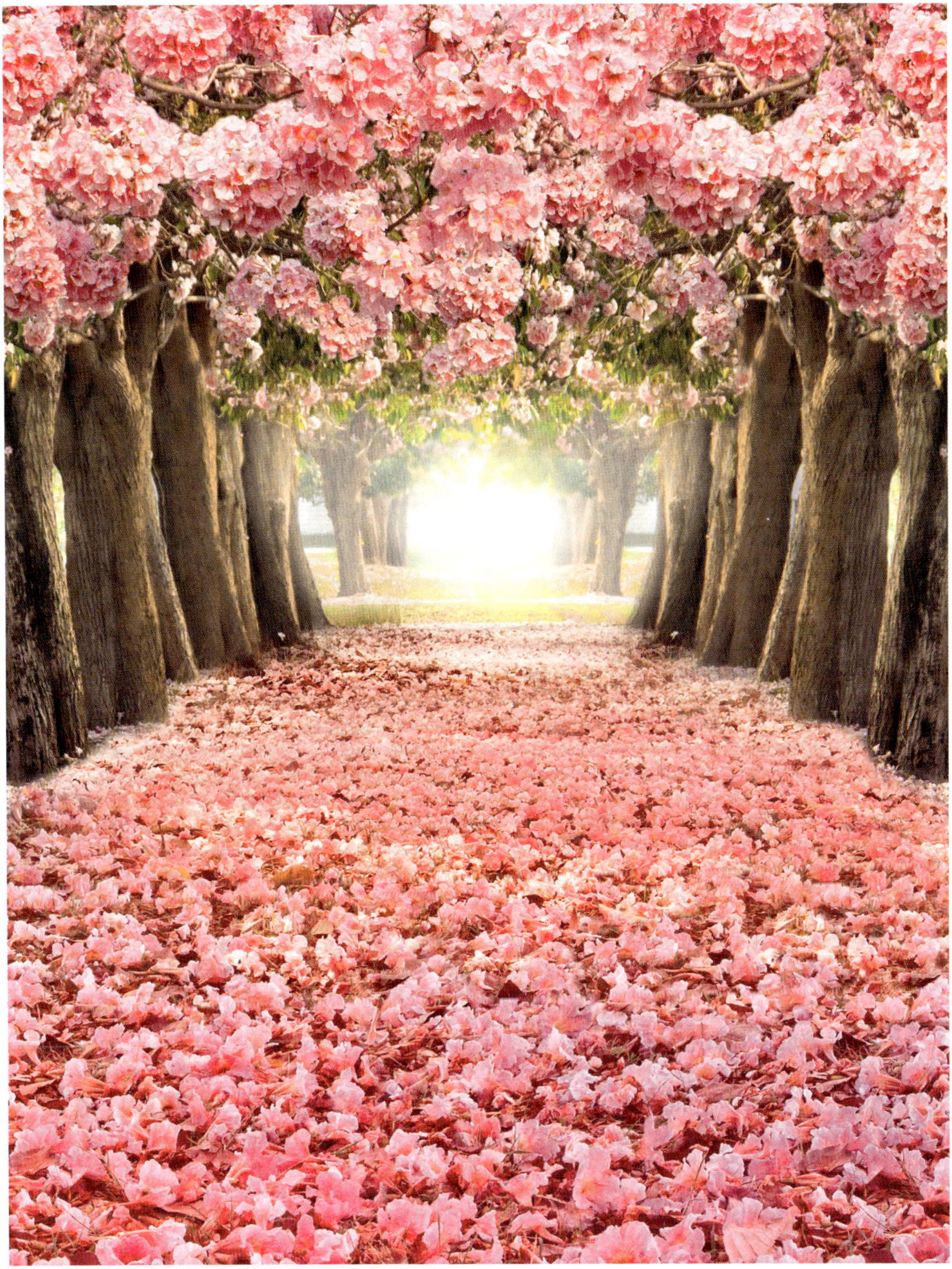

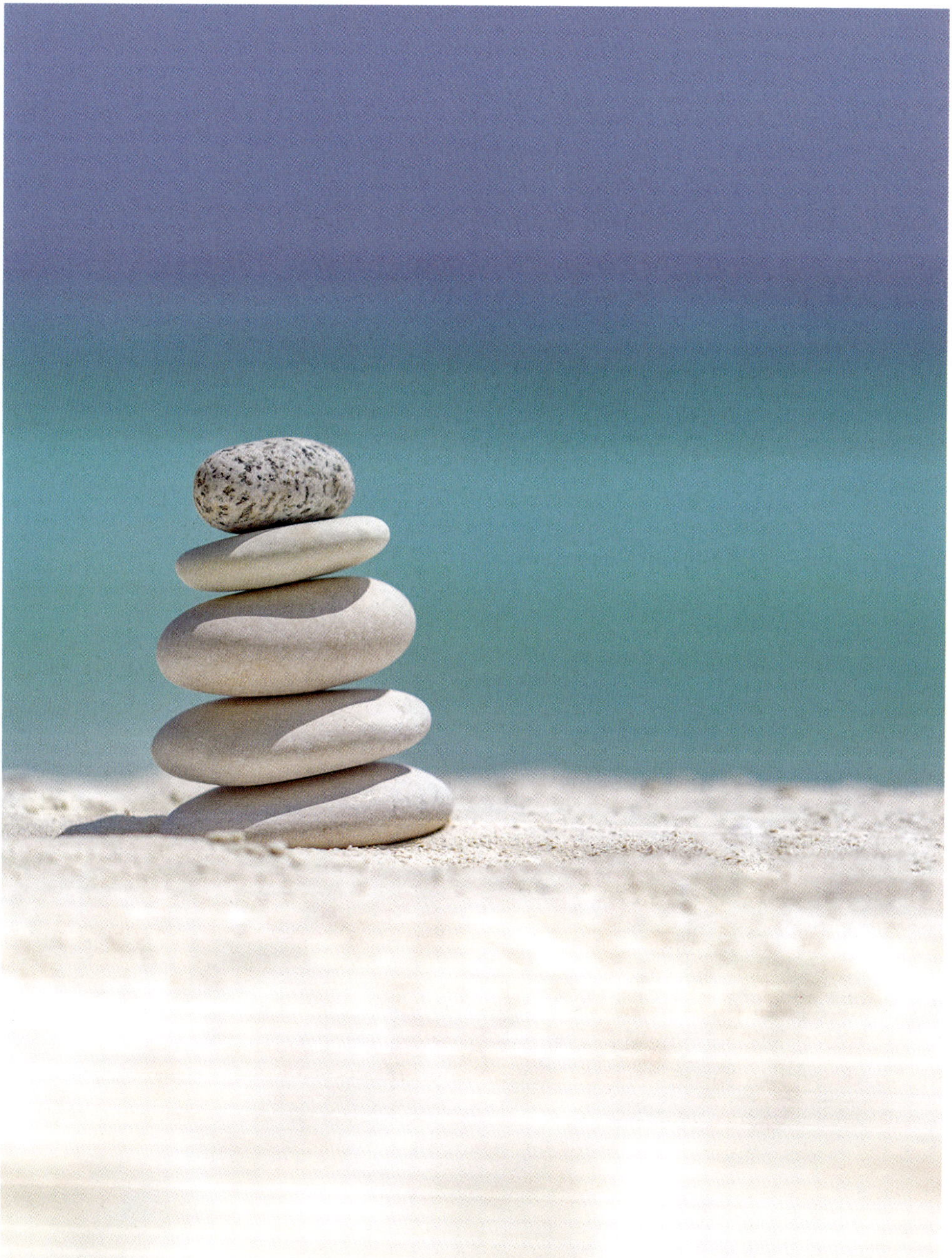

sich die besondere Wichtigkeit und Wertschätzung dieses Bereichs aus.

Durch Übungen kann man dem Unteren Dantien Energie zuführen und auch verbrauchte Energie ausleiten. Nach meiner Erfahrung entsteht nach einiger Zeit intensiven Übens Wärme, die sich wohltuend auf unsere Gelenke in der Beckengegend auswirkt und damit zur Gesundheit unserer Hüfte beiträgt. Deshalb ist auch das Erfahren der inneren Mitte ein wesentlicher Aspekt in diesem Buch.

In meine Kurse kommen immer mehr Menschen mit Hüftproblemen. Die Ursachen sind oft sehr vielschichtig und äußert schwierig zu diagnostizieren. Sie werden zum Beispiel auch durch die Seitlage beim Schlafen ausgelöst. Viele Hüftbeschwerden kommen weder aus dem Hüftgelenk noch aus den umliegenden Weichteilen, sondern haben ihren Ursprung im Iliosakralgelenk in der Lendenwirbelsäule oder im Knie und strahlen von dort in die Hüfte aus.

Die Erfahrungen, die ich über die Jahre gesammelt habe und nun erstmals hier in diesem Buch vorstelle, beziehen die vielschichtigen Aspekte der Ursachen mit ein und basieren auf einem ganzheitlichen Ansatz. Denn wir müssen uns immer wieder klar werden, dass jede Übung – auch ganz peripher, ob mit dem kleinen Finger oder mit dem kleinen Zeh – aus der Mitte kommen sollte und mit dem Atem verbunden werden muss.

Erwarten Sie nun bitte nicht von mir ein Beschreiben der häufigsten Hüftbeschwerden wie Hüftarthrose, Verschleiß des Hüftgelenkknorpels, Fehlstellungen des Hüftgelenks, zunehmende Steifheit oder Ruheschmerzen beim Liegen und dergleichen mehr. Ich bemühe mich seit Jahren, Heilung mit der Vorstellung, gesund zu sein, zu verbinden, so nun auch mit der Hüfte. Nehmen Sie sich Zeit, sich täglich vor Ihren Übungen als aufrecht, im Gleichgewicht stehend und gesund zu visualisieren. Meist wird Ihnen schon dabei bewusst, dass Sie eine Schonhaltung einnehmen, die durch ein ganz normales Verhalten, dem Schmerz auszuweichen, verursacht wird. Das Nicht-fühlen-Wollen, das Nicht-annehmen-Wollen des Schmerzes ist ein weit verbreitetes Phänomen. Viel besser ist es, sich dem Schmerz zuzuwenden, d. h., in den Schmerz hineinzuatmen, ihn anzunehmen und »zu umarmen«. Durch das Sichabwenden vom Schmerz wird die Energie blockiert, durch das Annehmen des Schmerzes wird die Energie in Fluss gebracht und gehalten.

In diesem HüftHeilbuch versuche ich, die verschiedenen Aspekte zu behandeln.

Trotz vieler Hüftbeschwerden kennen die wenigsten den knöchernen und muskulären Aufbau der Hüfte. Deshalb erkläre ich zunächst die Hüftanatomie, damit Sie ein Gefühl für das Wunderwerk Ihrer Hüfte bekommen. Da das Hüftgelenk an sehr vielen Bewegungen unmittelbar beteiligt ist, kommt es dort auch besonders zu Abnutzungserscheinungen.

Als Kugelgelenk ermöglicht es Bewegungen des Beins in alle Richtungen.

Wenn Menschen im Gleichgewicht sind, werden alle Bewegungen der Gelenke und Muskeln harmonisch ausgeführt. Um einen reibungslosen Bewegungsablauf durchzuführen und weitere Schäden zu verhindern, müssen wir immer wieder darauf achten, dass unsere Bewegungen, verbunden mit unserem Atem, aus unserer Mitte kommen.

In der Wahrnehmungsübung legen wir einen Schwerpunkt auf das Loslassen und das Erfahren von Leichtigkeit und Schwere in unserem Becken. Dadurch erfolgen Öffnung und Dehnung unseres Hüftgelenks.

Das Hüftprogramm dieses Buchs wird im Stehen, Knien, Sitzen und Liegen durchgeführt. Je spielerischer Sie diese Übungen miteinander verbinden, desto mehr Freude und Begeisterung werden Sie erfahren. Durch das Konzentrieren und die Gedankenkraft beim Üben erleben Sie eine ganz neue Vitalität Ihrer Körpermitte (Becken und Hüfte).

In meinen Gesundheitstipps empfehle ich Ihnen neben Atmung und Bewegung auch eine basische Ernährung, um Entzündungsprozesse im Körper zu unterbinden, die Energie anzureichern und die Vitalität zu steigern.

Eine Besonderheit all meiner Bücher ist, dass ich ein Heilmantra empfehle. Dadurch werden Körper, Geist und Seele entspannt und der innere Heiler wird mobilisiert.

Sie erhalten hier ein ganzheitliches Übungsprogramm, das Ihnen neben Hilfestellungen bei Hüftproblemen auch eine vitale Erfahrung in Hüfte und Becken vermittelt.

Viel Freude und Heiterkeit beim Üben wünscht Ihnen Inka Jochum

Wir sollten uns das Spielerische beim Üben bewahren, wieder »werden wie die Kinder«, die Zehen in den Mund stecken und dadurch die Hüftgelenke öffnen und drehen.

Probieren Sie doch einfach mal aus, wie weit Sie mit Ihrem Fuß in Richtung Nase kommen.
Setzen Sie sich auf einen Stuhl.
Nehmen Sie zunächst mit beiden Händen Ihren rechten Fuß und legen Sie ihn auf dem linken Oberschenkel so weit wie möglich Richtung Bauch ab.
Versuchen Sie dann, den Fuß mit den Händen zur Nase hin anzuheben, ohne mit dem Rücken nach hinten auszuweichen.
Bleiben Sie für mindestens drei bis sechs Atemzüge in dieser Dehnung an Ihrer sanften Schmerzgrenze.
Dann führen Sie die Übung mit dem anderen Bein aus.
Probieren Sie es möglichst täglich.

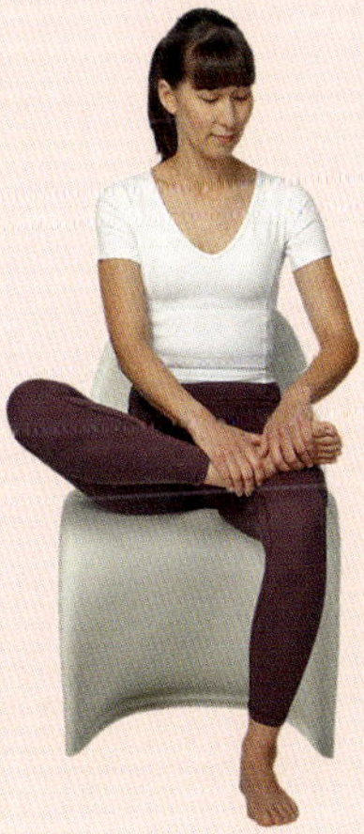

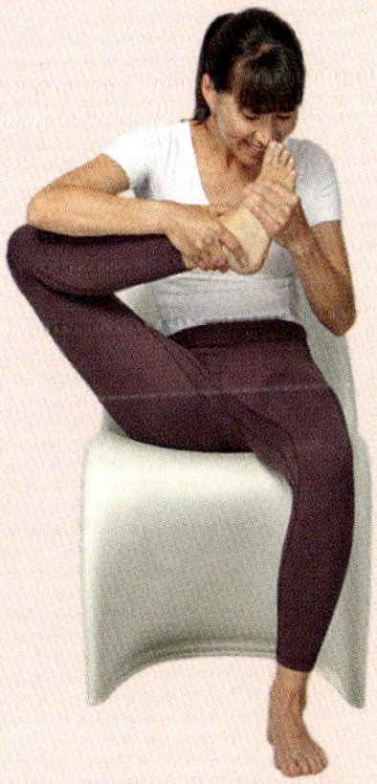

Die geistige Einstellung

Wir haben in unserem Kopf ein absolutes Wundermittel parat: unsere Gedankenkraft, mittels der Sie alle geistigen Einstellungen verändern können. Jegliche Art negativer Emotionen, die ganz natürlich bei allen Menschen auftreten, können mit der richtigen geistigen Einstellung umgewandelt werden.

Werden Sie sich Ihrer Verantwortung bewusst, dass Sie stets der Meister Ihres Tages werden können. Sie haben die Möglichkeit und Kraft, Ihre Gedanken immer wieder umzuwandeln und mit Freude und Begeisterung anzureichern. Werden Sie sich Ihrer täglichen Verantwortung und Möglichkeiten bewusst.

Entwickeln Sie Demut und Dankbarkeit.

Lenken Sie Ihren Geist auf die Schönheit der Natur. Achten Sie auf das Zwitschern der Vögel, das Rauschen eines Bächleins, das Erblühen einer Blume.

Öffnen Sie sich, die Wärme der Sonne zu empfangen.

Genießen Sie die kleinen Freuden des Lebens.

Gönnen Sie sich jeden Tag ein paar Minuten der Ruhe und Stille.
Eine Übung, die von tibetischen Lehrern oft empfohlen wird:
Achten Sie dabei auf Ihren Atem.
Zählen Sie mit Ihrer Ein- und Ausatmung von eins bis zehn und dann rückwärts von zehn bis eins.
Wiederholen Sie das so oft wie möglich und versuchen ganz beim Atmen und Zählen zu bleiben.
Sie werden feststellen, dass Ihr Geist wie ein Affe von Ast zu Ast springt – das ist ganz normal. Deshalb wird der Geist oft auch als »Affengeist« bezeichnet. Kommen Sie einfach immer wieder liebevoll zum Zählen Ihres Atems zurück.

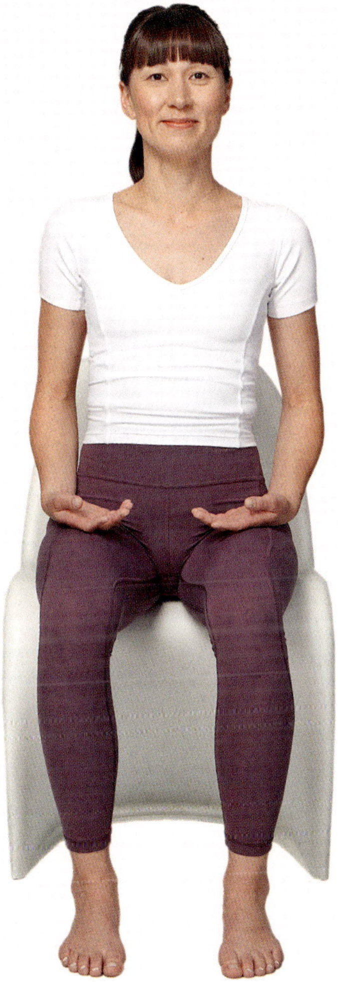

Es kann hilfreich sein, in dieser erfahrenen Ruhe- und Stillephase die Konzentration und Aufmerksamkeit auf die Stelle des Hüftschmerzes zu lenken. Dadurch entstehen Wärme und Durchblutung und Sie beteiligen sich durch Ihre Vorstellungskraft aktiv an Ihrer Heilung.

Wenn wir Schmerzen haben, gehen wir normalerweise zum Arzt und erwarten die Wunderpille, ohne dass wir uns mit der Ursache des Schmerzes auseinandersetzen. Leider ist diese Einstellung weit verbreitet. Nun haben wir die Möglichkeit, durch Annehmen und Hineinatmen unsere Einstellung zum Schmerz zu verändern. Je ruhiger und stiller Sie werden, desto einfacher ist es, in sich den »inneren Heiler« zu erwecken.

Hüftwissen

Die Hüftgelenke und die gesamte Gesäßregion gehören zur Hüfte und verbinden den Oberschenkelknochen mit dem Becken. Die Hüfte ist untrennbar mit der Beckenregion verbunden und somit auch für eine vitale Sexualität von großer Bedeutung. Das lateinische Wort für Hüfte bzw. Hüftgelenk ist *Coxa,* bekannt durch die Coxarthrose. Hier wird deutlich, dass die Hüfte erst dann in unser Bewusstsein kommt, wenn sie mit Schmerzen verbunden ist.

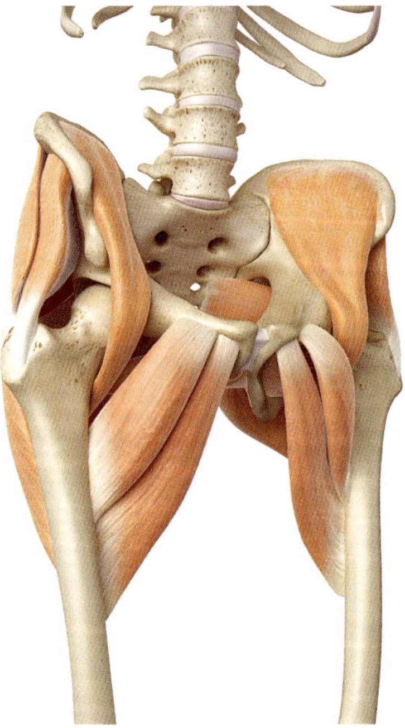

Die Hüfte befindet sich zwischen dem oberen Rand des Beckens *(Pelvis)* und dem oberen Teil des Oberschenkelknochens *(Femur).* Der Oberschenkelknochen ist der längste und zugleich stärkste Knochen im menschlichen Skelett. Und auch er ist den meisten nur durch den Oberschenkelhalsbruch bekannt.

Auf der Vorderseite verbindet die Schambeinfuge die linke und rechte Beckenhälfte miteinander. Auf der Rückseite befinden sich die beiden Kreuzbein-, Darmbeingelenke (Iliosakralgelenke), die den rechten und linken Darmbeinknochen mit dem Kreuzbein verbinden. Entzündungen dieser beiden Iliosakralgelenke sind die häufigste Ursache für Rückenbeschwerden.

Zur Hüfte gehören die stärksten Bänder und sechsundzwanzig Muskeln, die aus fünf Muskelgruppen bestehen.

Es begeistert mich immer wieder aufs Neue, wie Muskeln, Sehnen und Skelett miteinander verwoben sind und wie wir mit unserem tiefen Atem und Bewegung diese Region immer wieder neu vital erleben können.

Das Hüftgelenk ist tief in der Leistengegend verborgen, wo wir es nicht ertasten können. Dadurch bleibt es uns

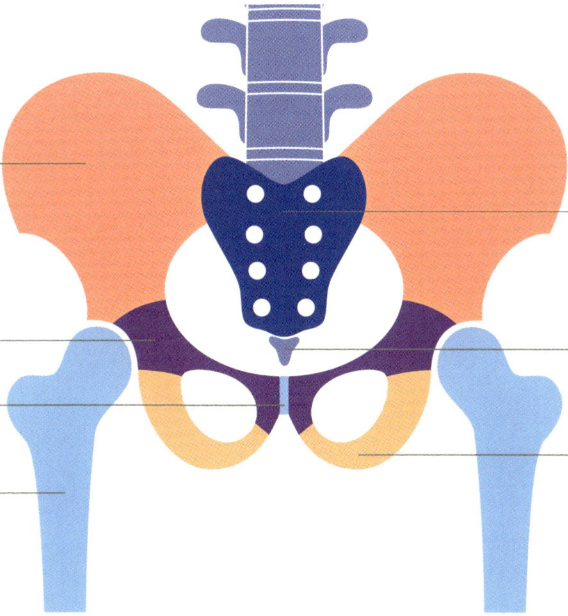

fremder und unbekannter als z. B. das Kniegelenk.

Das Hüftgelenk ist ein einfaches Kugelgelenk wie die Schulter, es wird auch als Nussgelenk bezeichnet, weil es uns ermöglicht, die Beine nicht nur vor- und rückwärts zu bewegen, sondern auch zu kreisen.

Das Hüftgelenk besteht aus der schalenförmigen Hüftgelenkspfanne und dem kugeligen Oberschenkelkopf. Kopf und Pfanne sind von Gelenkknorpel überzogen. Die Gelenkflüssigkeit im Inneren des Gelenks versorgt den Knorpel mit den erforderlichen Nährstoffen.

Für alle Gelenke gilt:
Dreimal bewegen,
damit die Gelenkflüssigkeit
zum Fließen angeregt wird.

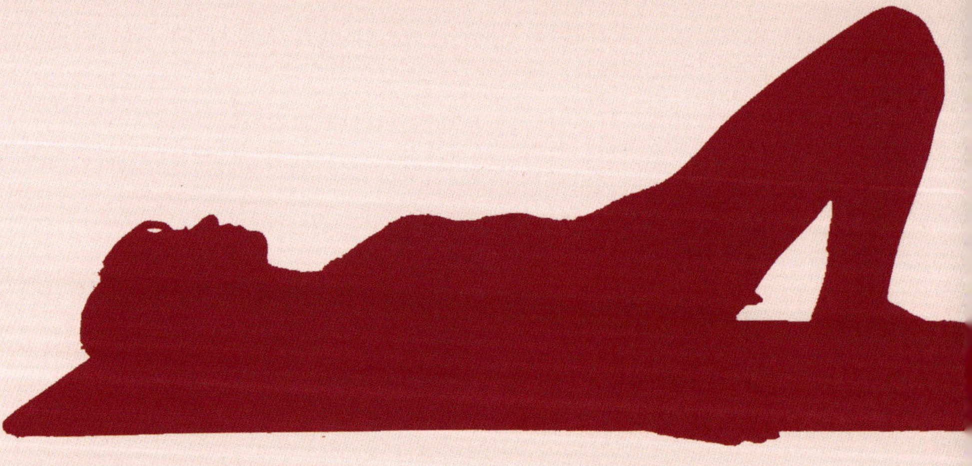

DIE HÜFTPRAXIS

Die innere Mitte spüren

Um diese Übung auszuführen, erkläre ich Ihnen zunächst zwei wesentliche Bestandteile aus der traditionellen chinesischen Medizin (TCM), aus dem Qigong.

Aus Sicht der TCM verlaufen in jedem Menschen sechs Meridianpaare (Energiebahnen). In diesen Energiebahnen fließt Qi, eine bisher nicht messbare, doch alles durchdringende und wahrnehmbare Energie. Mit jedem Atemzug nehmen wir durch die Poren und die Energiebahnen (Meridiane) Sauerstoff und Energie auf.

Durch unsere Vorstellungskraft können wir das noch intensivieren (Porenatmung). Wir stellen uns vor, dass wir über die Poren und die Energiebahnen mit dem gesamten Universum verbunden sind. Wir als Menschen sind als Mikrokosmos somit Teil eines größeren Ganzen (Makrokosmos).

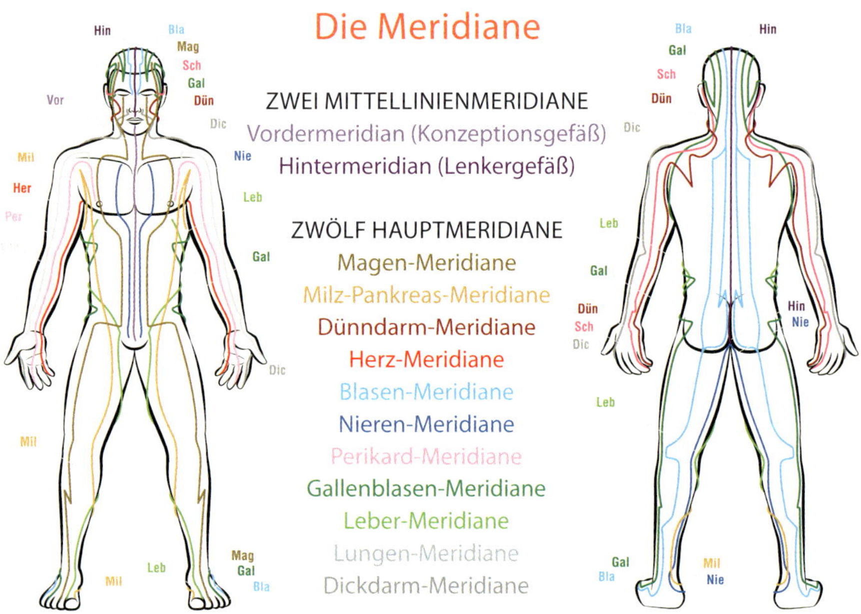

Sprudelnde Quelle

Es gibt darüber hinaus noch besondere Pforten, um Energie aufzunehmen und abzugeben. Die Himmelspforte, auch Kronenchakra genannt, befindet sich über der Mitte unseres Kopfes, die Menschenpforte in der Mitte beider Hände und die Erdpforte befindet sich in der Fußmitte unter dem Fußballen (TCM Nierenpunkt, Sprudelnde Quelle). Sie ist der Beginn des Nieren-Meridians und auch die direkte Verbindung zur Erde. Durch diesen Energiepunkt können Sie frische Energie aufnehmen und verbrauchte Energie abgeben.

Der Nieren-Meridian verläuft von der Sprudelnden Quelle über die Innenseite beider Beine zu Ihren Nieren in Nabelhöhe. Da wir zu 75 Prozent aus Wasser bestehen, ist der Nieren-Meridian von ungeheurer Wichtigkeit für unsere Lebens- und Sexualenergie.

Das Untere Dantien

Der Hauptenergiespeicher ist das Untere Dantien (japanisch *Hara* – Erdmitte des Menschen). Es befindet sich ca. vier Fingerbreit unterhalb des Nabels. Teilen Sie den Bereich zwischen Nabel und Schambein in fünf Abschnitte. Das Untere Dantien befindet sich vom Nabel aus gesehen im vierten Teil von oben, vom Schambein aus gesehen im zweiten Teil von unten.

Jede Bewegung sollte mit der Atmung verbunden aus dem Unteren Dantien ent-

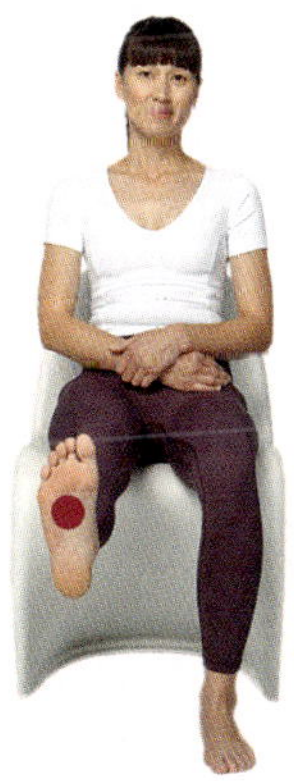

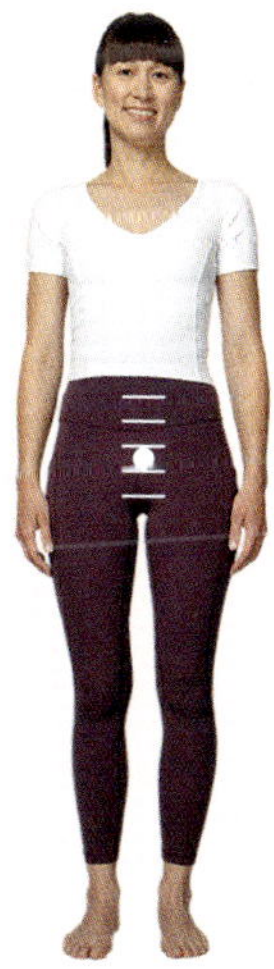

stehen. Stellen Sie sich vor, wie aus Ihrem Unteren Dantien bis in Ihre Finger und Zehen Energiefäden laufen und dass jegliche Bewegung mit Ihrem Atemrhythmus verbunden wird.

Die Atmung wird von der Bewegung getragen. Die Bewegung wird vom Atem getragen.

Da jede Bewegung ihren Ursprung in der inneren Mitte hat, ist es wichtig, sie immer wieder bewusst zu erfahren. Und dies gelingt meist am besten, wenn Sie sich aus Ihrer Mitte entfernen, sich bewusst aus dem Gleichgewicht bringen.

- Stellen Sie sich aufrecht hin.
- Beide Füße sind hüftbreit auseinander.
- Die Zehen ergreifen dreimal den Boden, dadurch wird in der Mitte Ihres Fußes die »Sprudelnde Quelle« geöffnet.
- Lassen Sie das Becken sinken (auf dem Barhocker absitzen).
- Spüren Sie die großen Zehen, die Verbindung über die Ballen zu den kleinen Zehen und über die Außenkanten der Füße zu den Fersen (sechzig bis siebzig Prozent des Gewichts auf den Fersen).
- Beide Knie sind leicht gebeugt, »geöffnet«.
- Die Hüftgelenke sind über den Kniegelenken und der Schultergürtel über den Hüftgelenken, alles wie mit einem Lot vom Scheitelpunkt zum Himmel (Himmelspforte) und vom Dammpunkt (Erdpforte) mit der Erde verbunden.
- Achten Sie auf Ihren Nacken und die Stellung Ihres Kopfes, entspannen Sie Ihren Kiefer.
- Nehmen Sie Ihr Kinn sanft nach unten, nur so kann sich der Scheitelpunkt öffnen (Himmelspforte).
- Legen Sie beide Hände auf den Unterbauch.
- Mit dem Einatmen wölbt sich die Bauchdecke nach außen, der Brustkorb hebt sich bis hin zu den Schlüsselbeinen. Beim Ausatmen senken sich die Schlüsselbeine, Brustkorb und Bauch bewegen sich sanft nach unten innen. Bei der dreidimensionalen Vollatmung ist immer der gesamte Rumpf beteiligt. Der Dreh- und Angelpunkt bei der Vollatmung ist das Untere Dantien, der Mittelpunkt des Menschen.
- Spüren Sie den Energiekanal vom Himmel über den Scheitelpunkt bis hin zum Dammpunkt und die Verbindung in die Erde hinein (Himmelspforte-Erdpforte).
- Verwurzeln Sie sich über die Füße neun Meter tief in der Erde.

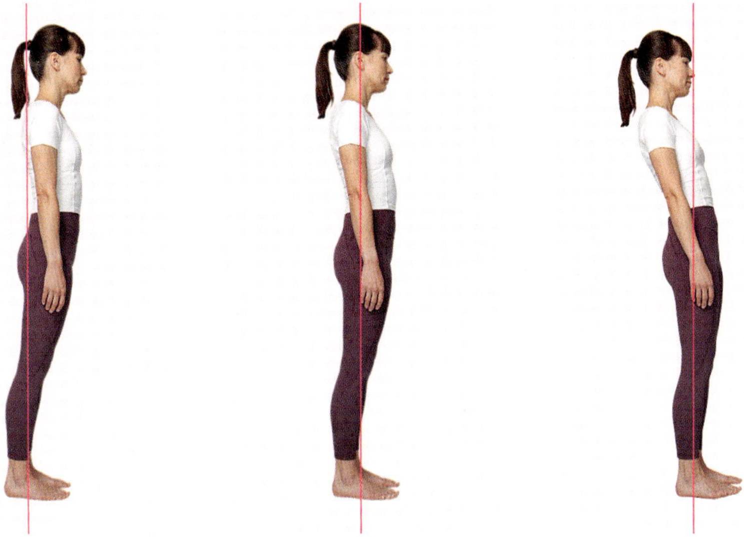

- Um Ihre Mitte deutlicher zu erfahren, bringen Sie sich nun bewusst aus dem Gleichgewicht.
- Achten Sie auf Ihren Atem. Atmen Sie durch die Nase tief und langsam ein und aus.
- Verlagern Sie das Gewicht auf den Vorderfuß, auf die Zehen, ohne jedoch die Fersen abzuheben.
- Verlagern Sie das Gewicht auf die Fersen, ohne die Zehen abzuheben.
- Schwanken Sie sanft ein paarmal hin und her (mindestens sechsmal) und bleiben Sie dann in Ihrer erfühlten Mitte in Ruhe stehen.
- Dann verlagern Sie das Gewicht auf die Außen- und Innenkanten Ihrer Füße und schwanken von links nach rechts.
- Bleiben Sie wieder in der erfühlten Mitte in Ruhe stehen (sechzig bis siebzig Prozent des Gewichts auf Ihren Fersen).

Wenn Sie diese Verwurzelung in der Erde und von dort die Verbindung zum Himmel spüren, kann Sie nichts so leicht aus Ihrer Mitte bringen (Stehaufmännchen). Sie können alle Hindernisse abfedern.

DAS HÜFTPROGRAMM IM STEHEN

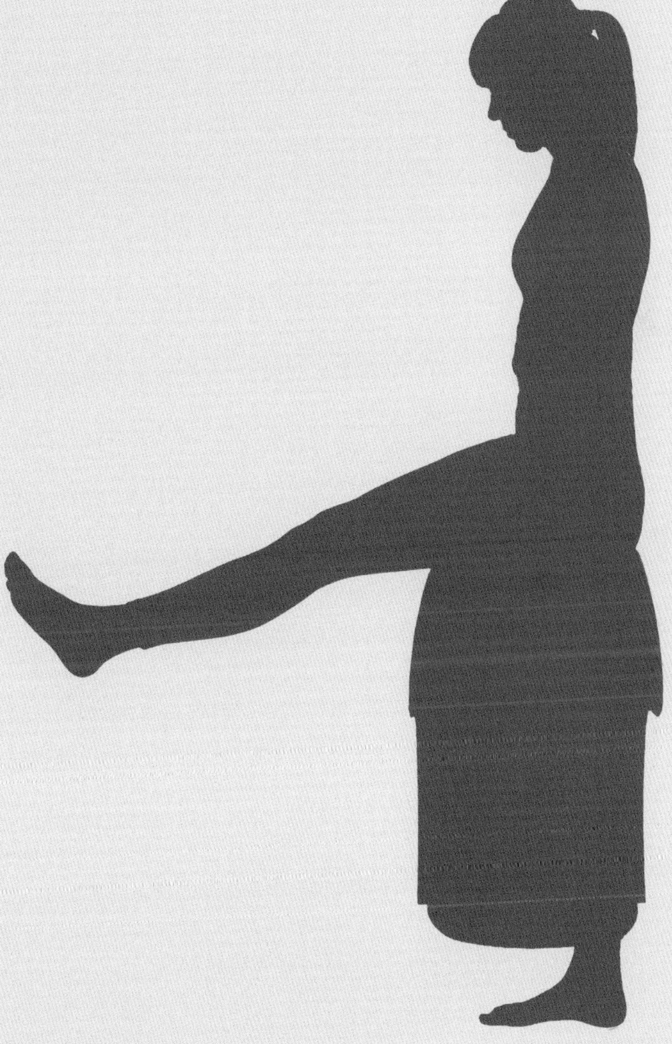

Das müssen Sie wissen

- Achten Sie bei der Wahl Ihrer Kleidung darauf, dass sie sehr bequem und locker fällt und atmungsaktiv ist.
- Üben Sie so viel wie möglich an der frischen Luft oder bei geöffnetem Fenster.
- Achten Sie beim Üben darauf, dass Ihre Bewegungen immer mit Ihrem Atem verbunden bleiben und halten Sie niemals die Luft an. Dies würde zu Blockaden führen.
- Sie können diese Übungen zu jeder Tageszeit durchführen – die Erfahrung zeigt jedoch, dass man sie am besten gleich am Morgen macht und dann den ganzen Tag darauf stolz sein kann, etwas für sich getan zu haben.
- Ein tägliches Übungsprogramm sollte mindestens fünf bis fünfundzwanzig Minuten lang sein. Das Wichtigste ist, dass Sie täglich etwas tun und sich bewusst werden, dass Sie als Mikrokosmos Mensch immer mit einem größeren Ganzen, dem Makrokosmos, verbunden sind. Mit einer größeren Energie in Verbindung zu sein ermöglicht Heilung. Nehmen Sie sich genügend Zeit, sich dessen bewusst zu werden und für sich einzusetzen.
- Lassen Sie so oft wie möglich Ihr inneres Lächeln entstehen, strahlen Sie Heiterkeit aus und Sie werden erleben, wie dies auf Sie zurückstrahlt.
- Achten Sie möglichst den ganzen Tag hindurch auf Ihre Bewegungen und Ihren Atem, z. B. beim Zähneputzen oder beim Kochen. Der Atem sollte generell nie angehalten werden. Ebenso sollte man die Bewegungen synchron zum Atem ausführen. Durch das Beobachten Ihrer Bewegungen und Ihres Atems werden Ihr Köpergefühl und Ihr Bewegungsgefühl sowie Ihr Körperbewusstsein und Ihr Bewegungsbewusstsein geweckt und geschult.

Wie schon eingangs beschrieben, sind die Ursachen der Hüftprobleme sehr vielschichtig.

Deshalb möchte ich Ihnen vorschlagen, die nun folgenden Übungen alle auszuprobieren und dann diejenigen zu wählen, die Ihnen am meisten Freude bereiten. Nur das, was man mit Freude und Begeisterung macht, ist für Körper, Geist und Seele auf Dauer wohltuend.

Natürlich werden Übungen, je öfter man sie ausführt, auch immer freudvoller. Deshalb rate ich Ihnen, auch immer wieder die eine oder andere schwierige Übung in Ihr Programm aufzunehmen.

Atemansatz = Bewegungsansatz.
Bewegungsansatz = Atemansatz.

Die Schwingübungen

Die Schwingübungen sind die sanftesten Übungen für die Hüfte und werden meist freudig ausgeübt. Das Beinschwingen bewirkt eine kräftige Durchblutung der Beckenorgane, was besonders für Menschen, die viel sitzen und mit dem Kopf arbeiten, sehr wohltuend ist. Durch die freie Beweglichkeit im Hüftgelenk wird das Selbstvertrauen erweitert. Wir alle kennen den Ausdruck »das Tanzbein schwingen«, ein lebendiger Ausdruck der Freude.

Die Hüfte wird durch das Schwingen sanft mehr durchblutet. Für die Mechanik des Beinschwingens sind die freie Beweglichkeit der Oberschenkel im Hüftgelenk nach vorn und zur Seite und das gelöste Nachgeben des Beckenbodens entscheidend.

Schwingen ist immer mit Rhythmus verbunden. Wählen Sie anfangs Ihre Lieblingsmusik zum Üben, Musik, die Sie beschwingt und Ihnen Freude macht. Mit der Zeit werden Sie Ihren eigenen Rhythmus finden und brauchen vielleicht gar keine Musik mehr.

Das Schwingen mobilisiert nicht nur die Hüfte, sondern schult auch das Gleichgewicht. Mit längerem Üben erleben Sie immer mehr die Beschwingtheit Ihrer Beine.

Schwingen Sie mindestens zehn Minuten und »lächeln Sie dabei in Ihre Gelenke hinein«.

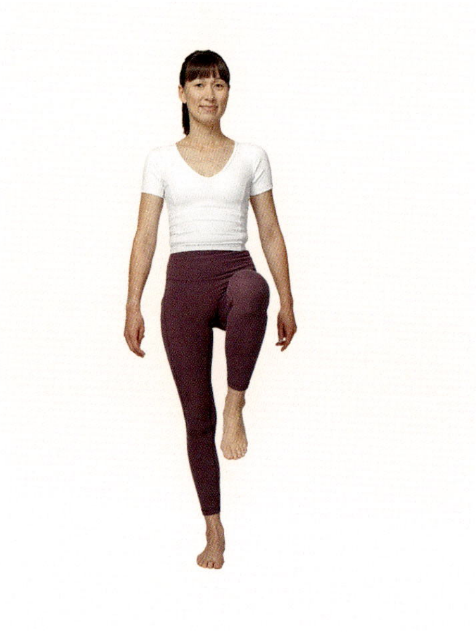

- Stellen Sie sich aufrecht hin, die Füße parallel am Boden.
- Atmen Sie tief und ruhig durch die Nase ein und aus.
- Entspannen Sie den Bereich zwischen Ihren Augenbrauen.
- Lassen Sie das innere Lächeln entstehen.
- Halten Sie sich mit Ihrer rechten Hand, wenn nötig, an einer Stuhllehne fest. Wenn Sie ein gutes Gleichgewicht haben, können Sie Ihre Hände im Nacken verschränken und ohne Unterbrechung beide Seiten üben.
- Konzentrieren Sie sich auf Ihr rechtes Bein, das Standbein.
- Heben Sie Ihren linken Oberschenkel nach oben und testen Sie Ihr Gleichgewicht.
- Setzen Sie Ihr linkes Bein wieder auf dem Boden ab.

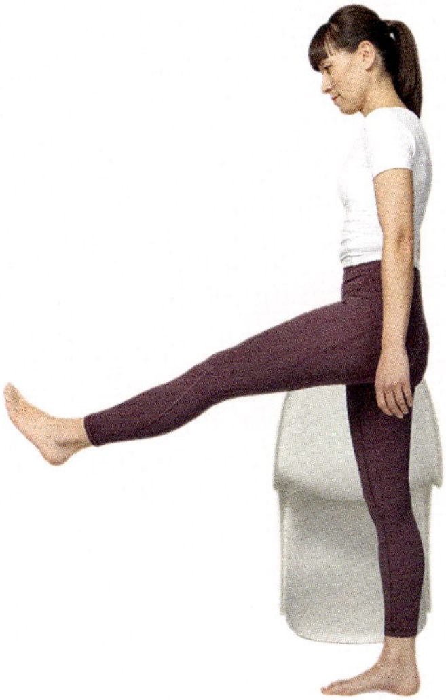

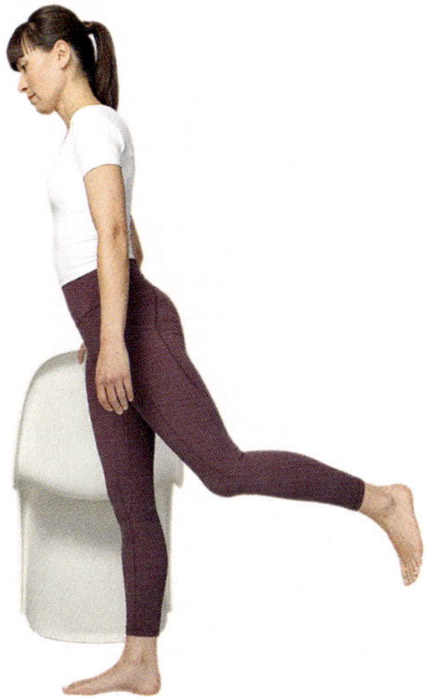

- Schwingen Sie nun mit Ihrem linken Bein vor und zurück und versuchen Sie dabei, mit Ihrer Bewegung langsam größer zu werden.
- Finden Sie Ihren eigenen Rhythmus und vergessen Sie das synchrone Atmen nicht.
- Bleiben Sie mit dem Oberkörper aufrecht.
- Wechseln Sie zur anderen Seite und machen Sie die Übung mit dem rechten Bein. Der Atem folgt der Bewegung und die Bewegung folgt dem Atem.

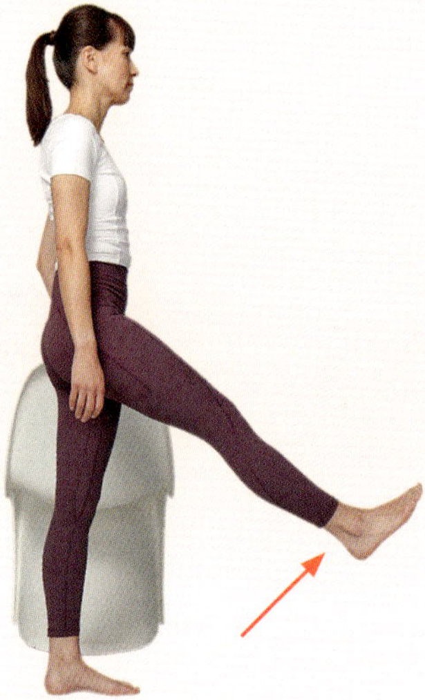

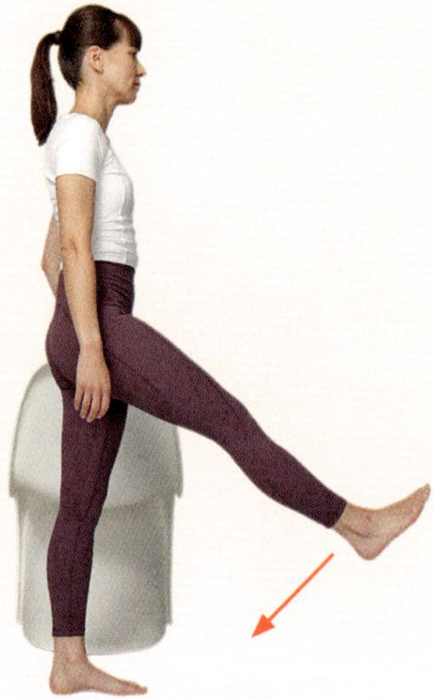

- Drehen Sie sich wieder um und halten Sie sich mit Ihrer rechten Hand an der Stuhllehne fest.
- Schwingen Sie nun mit Ihrem linken Bein nach innen und nach außen.
- Finden Sie Ihren eigenen Rhythmus und vergessen Sie das synchrone Atmen nicht.
- Bleiben Sie mit dem Oberkörper aufrecht.
- Wechseln Sie zur anderen Seite und machen Sie die Übung mit dem rechten Bein. Der Atem folgt der Bewegung und die Bewegung folgt dem Atem.
- Drehen Sie sich wieder um und halten Sie sich mit Ihrer rechten Hand an der Stuhllehne fest.

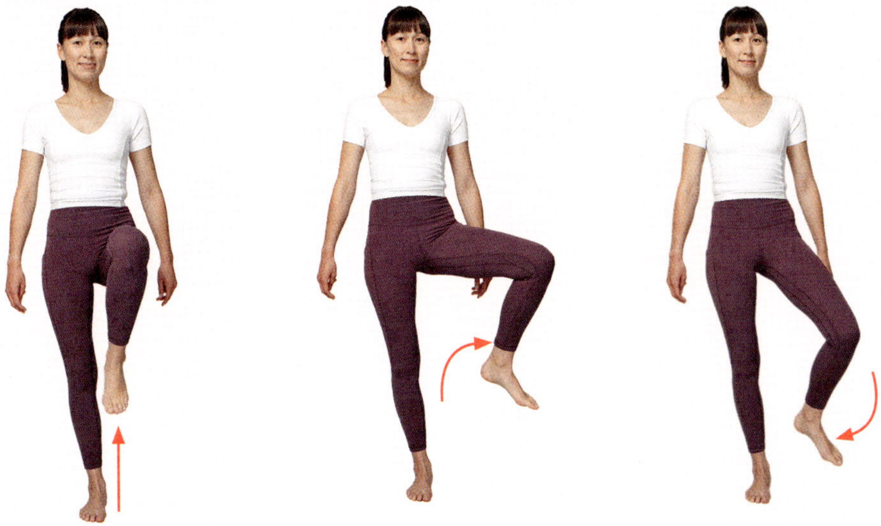

- Beugen Sie Ihr linkes Knie und kreisen Sie nach innen und dann nach außen.
- Finden Sie Ihren eigenen Rhythmus und vergessen Sie das synchrone Atmen nicht.
- Wechseln Sie zur anderen Seite und machen Sie die Übung mit dem rechten Knie. Kreisen Sie spielerisch. Der Atem folgt der Bewegung und die Bewegung folgt dem Atem.

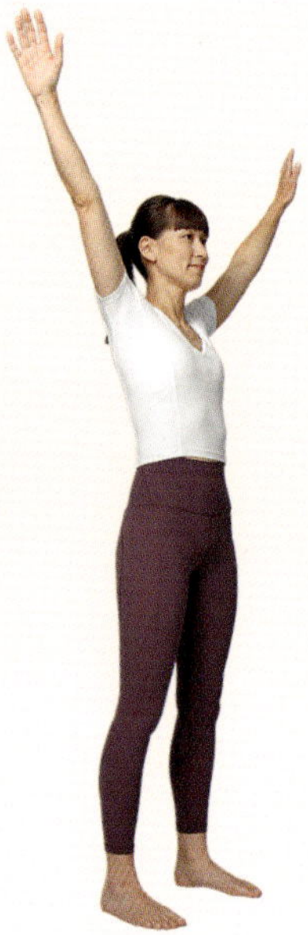

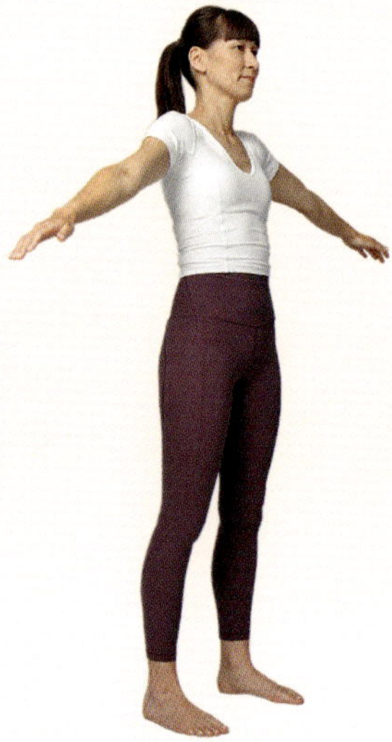

Der Palaversitz – die Hocke

Diese Sitzhaltung ist in Asien und vor allem überall in Indien zu beobachten. Die Menschen hocken dabei ganz entspannt und unterhalten sich.

Beim Üben des Palaversitzes kann man das Mitschwingen des Beckenbodens bei einer vertieften Bauch-Zwerchfell-Atmung besonders deutlich beobachten.

Die Übung verhilft auch dazu, den verklemmten Beckenboden, das verklemmte Gesäß und in den allermeisten Fällen auch den verkrampften Afterschließmuskel zu lockern.

- Stellen Sie sich aufrecht hin, die Füße parallel und hüftbreit auseinander.
- Verwurzeln Sie sich neun Meter in der Erde. Entspannen Sie die Partie zwischen den Augenbrauen. Lassen Sie das innere Lächeln entstehen. Atmen Sie tief und ruhig durch die Nase ein und aus.
- Fassen Sie mit beiden Händen Ihre Ellbogen, die Oberarme befinden sich im Neunzig-Grad-Winkel zum Oberkörper.
- Gehen Sie mit aufrechtem Rücken langsam in die halbe Hocke, d. h., die

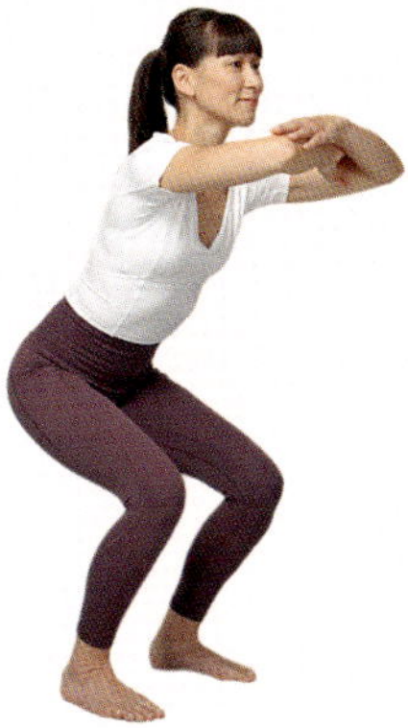

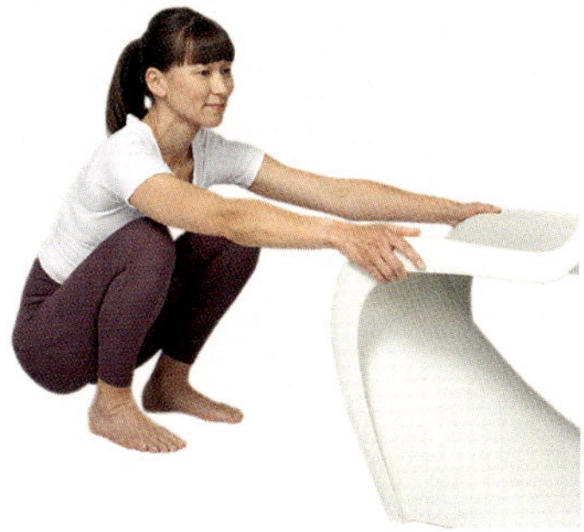

Oberschenkel sind neunzig Grad zum Oberkörper. Achten Sie dabei auf Ihre Fersen, die unbedingt am Boden bleiben sollen.

- Verweilen Sie in dieser Position mindestens drei bis sechs Atemzüge.
- Richten Sie sich wieder auf und wiederholen Sie diese halbe Hocke mindestens dreimal.
- Dann versuchen Sie, so tief wie möglich in die Hocke zu gehen, das Gewicht ist auf den Fersen am Boden. Zur Unterstützung können Sie sich in Hüfthöhe einen festen Halt suchen (Heizung, Badewanne) oder die Übung mit einer Partnerin/einem Partner machen.
- Halten Sie nie den Atem an, atmen Sie immer tief und bewusst in den Beckenboden.
- Indem Sie mit Ihren beiden Ellbogen die Knie sanft nach außen drücken, können Sie die Übung noch verstärken.

DAS HÜFTPROGRAMM IM KNIEN

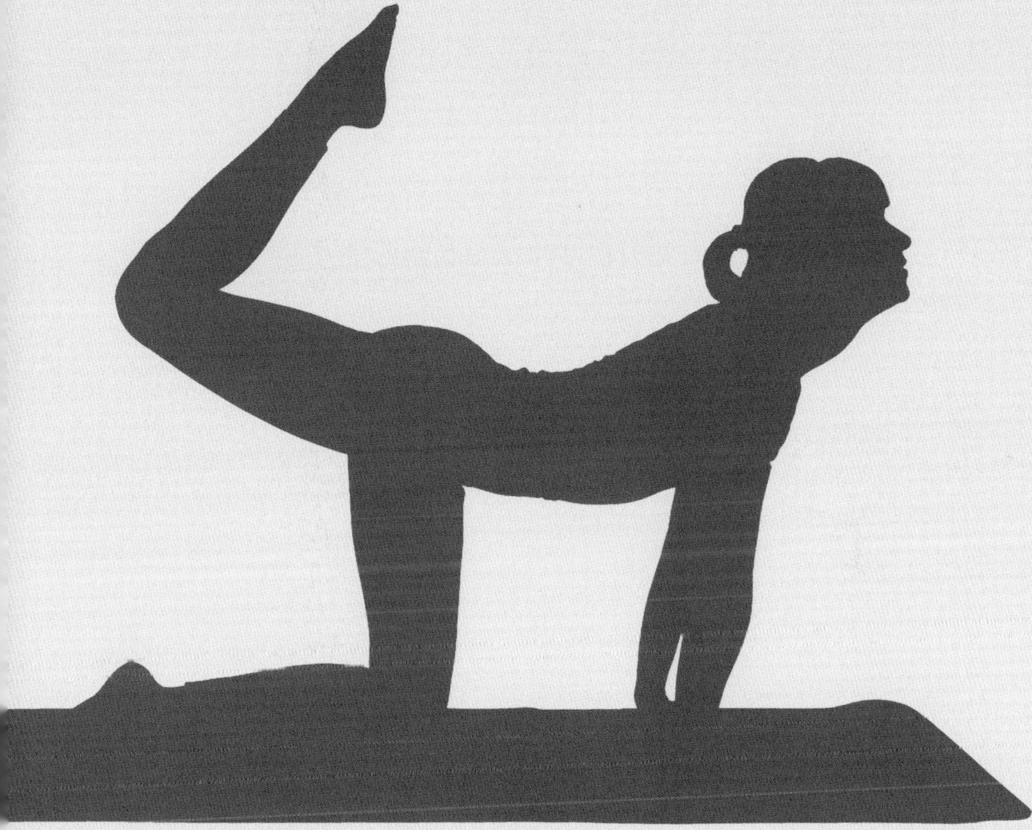

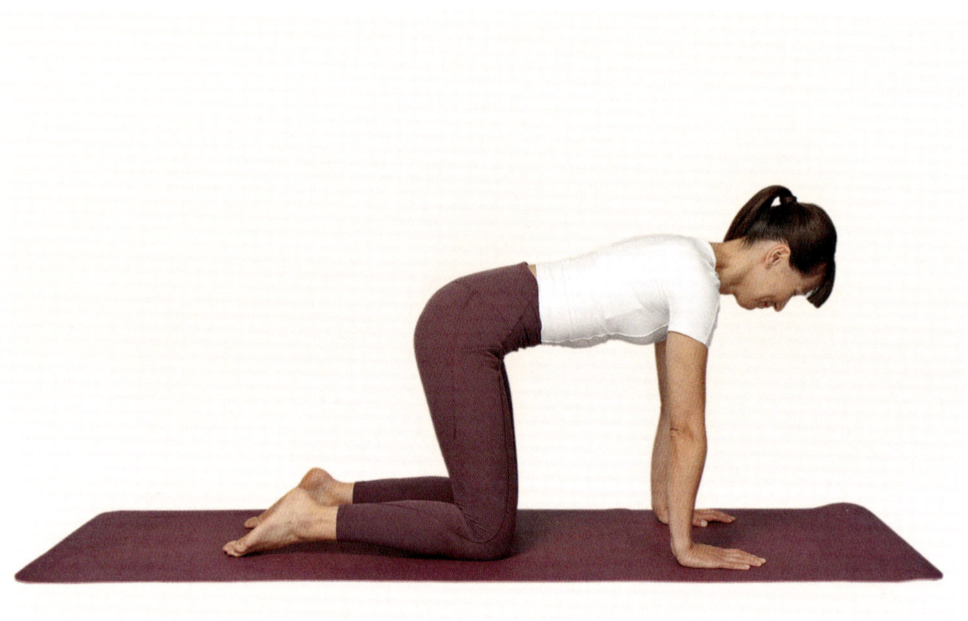

- Nehmen Sie nun den Vierfüßlerstand ein.
- Die Knie sind hüftbreit auseinander, Unterschenkel und Füße liegen auf dem Boden. Die Oberschenkel sind im Neunzig-Grad-Winkel zum Oberkörper.
- Beide Hände berühren schulterbreit, im gleichen Abstand wie die Knie, den Boden, die Ellbogen sind gestreckt.

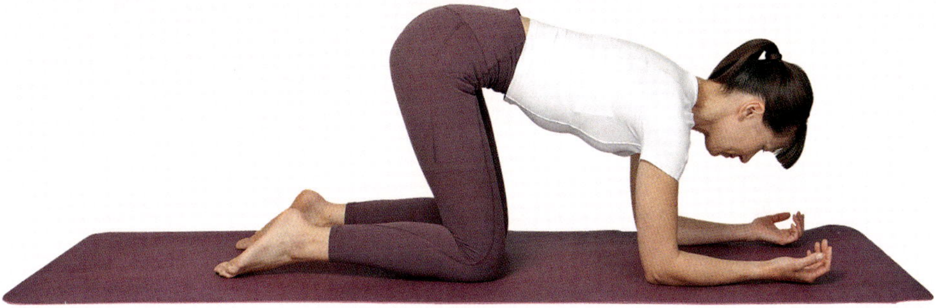

- Sie können die Übungen verstärken, indem Sie die Übungen auf den Ellbogen gestützt ausführen.

Achten Sie darauf,
dass Ihr Rücken gerade bleibt,
kein Katzenbuckel,
kein Hohlkreuz.

Halten Sie niemals den Atem an.

Vergessen Sie das Lächeln nicht.

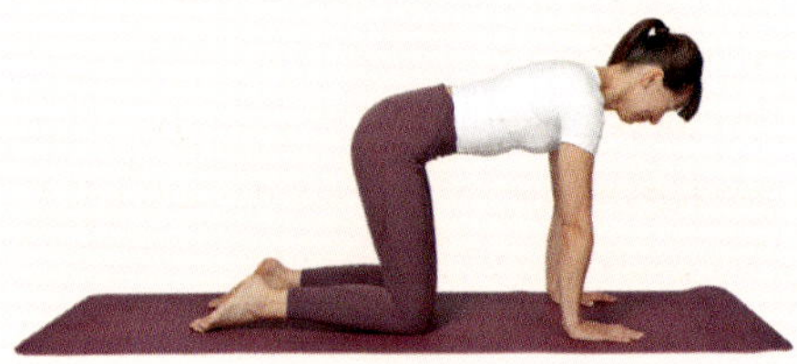

- Verwurzeln Sie sich nun mit dem rechten Knie im Boden.
- Mit dem Einatmen führen Sie das linke gebeugte Bein mit dem Knie zur Seite und nach oben in Hüfthöhe.
- Halten Sie diese Position für drei bis fünf Atemzüge.
- Mit dem Ausatmen kommen Sie wieder in die Ausgangsposition zurück.
- Achten Sie beim Zurückkommen darauf, dass Ihr Rücken gerade bleibt (kein Katzenbuckel, kein Hohlkreuz).
- Wiederholen Sie dies dreimal.

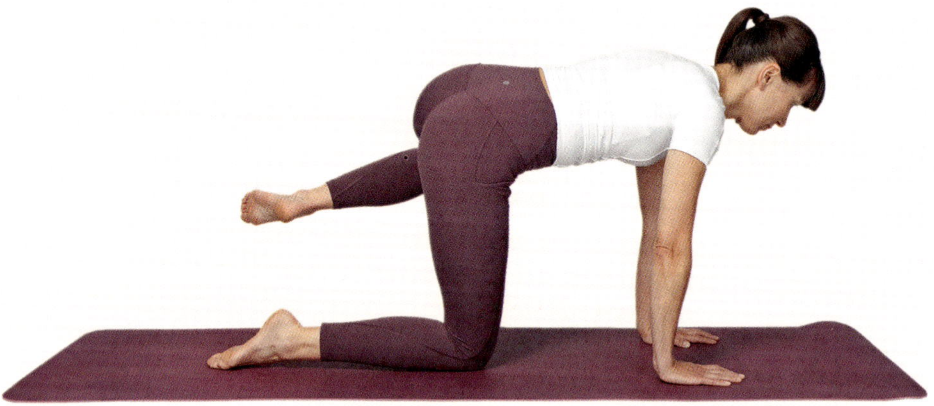

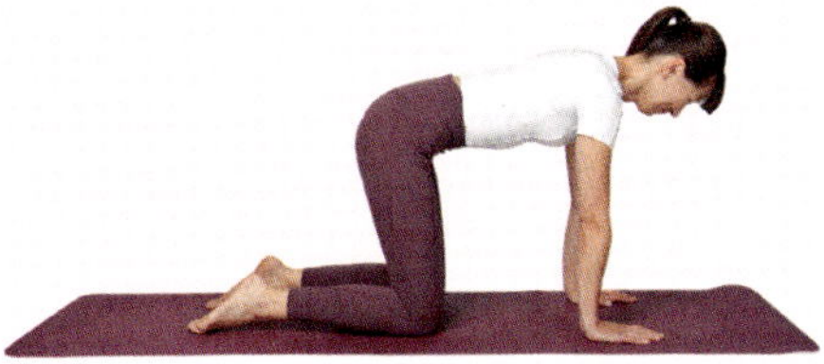

- Verwurzeln Sie sich nun mit dem linken Knie im Boden.
- Mit dem Einatmen führen Sie das rechte gebeugte Bein mit dem Knie zur Seite und nach oben in Hüfthöhe.
- Halten Sie diese Position für drei bis fünf Atemzüge.
- Mit dem Ausatmen kommen Sie wieder in die Ausgangsposition zurück. Achten Sie beim Zurückkommen darauf, dass Ihr Rücken gerade bleibt (kein Katzenbuckel, kein Hohlkreuz).
- Wiederholen Sie dies dreimal.

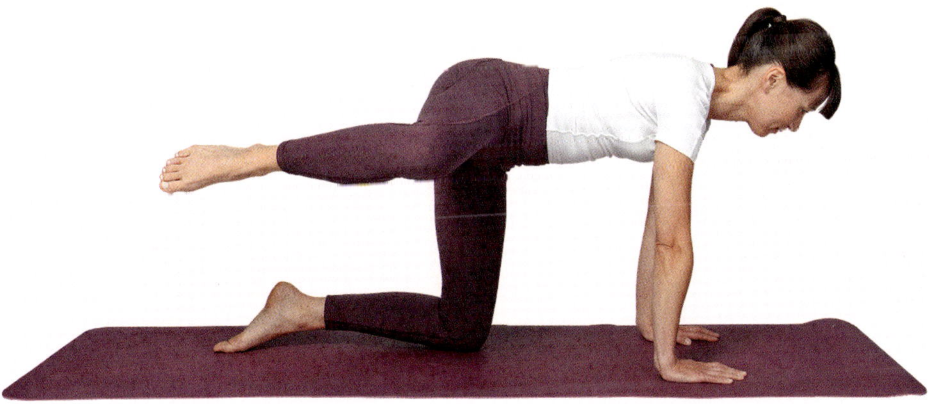

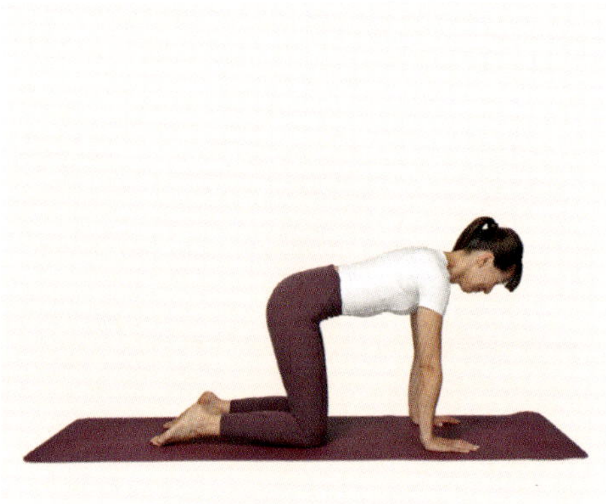

- Verwurzeln Sie sich nun wieder mit dem rechten Knie im Boden.
- Mit dem Einatmen heben Sie das linke gestreckte Bein möglichst bis in Hüfthöhe.
- Atmen Sie drei- bis fünfmal.
- Mit dem Ausatmen kommen Sie in den Vierfüßlerstand zurück (achten Sie auch hier auf Ihren Rücken).
- Wiederholen Sie dies dreimal.

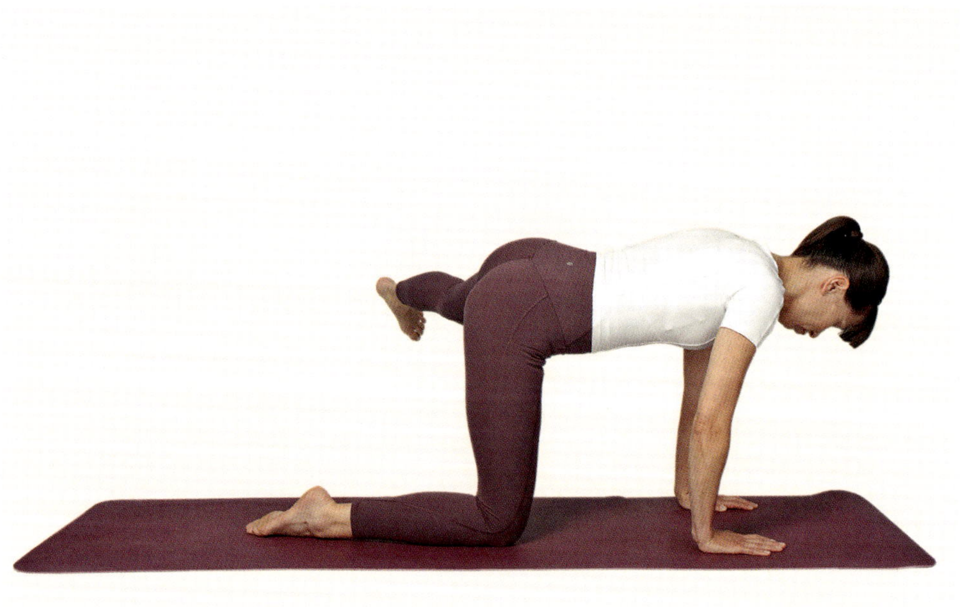

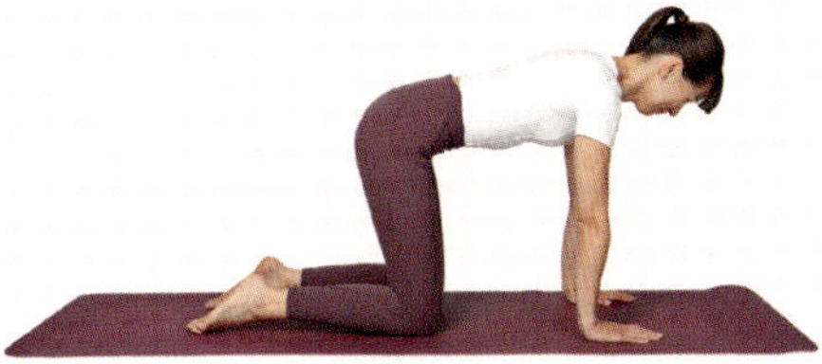

- Verwurzeln Sie sich nun mit dem linken Knie im Boden.
- Mit dem Einatmen heben Sie das rechte gestreckte Bein möglichst bis in Hüfthöhe.
- Atmen Sie drei- bis fünfmal.
- Mit dem Ausatmen kommen Sie in den Vierfüßlerstand zurück (achten Sie auch hier auf Ihren Rücken).
- Wiederholen Sie dies dreimal.

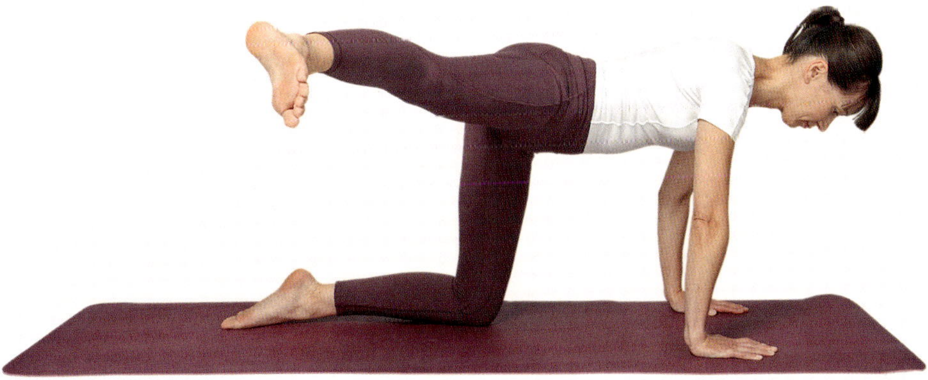

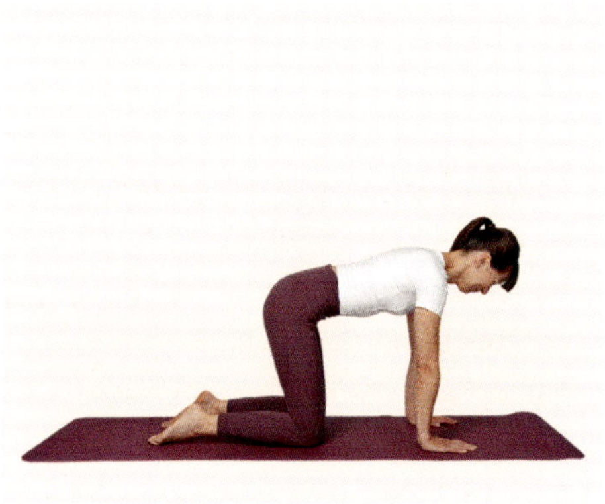

- Verwurzeln Sie sich nun wieder mit dem rechten Knie im Boden.
- Mit dem Einatmen schwingen Sie Ihr linkes gebeugtes Bein mit gestrecktem Fuß in Richtung Kopf und bewegen gleichzeitig Kopf und Oberkörper rückwärts Richtung Fuß. Versuchen Sie, mit dem Kopf den Fuß zu berühren.
- Mit dem Ausatmen kommen Sie zurück in die Ausgangsposition (achten Sie auf Ihren Rücken und Ihren Atem in der Mitte).
- Wiederholen Sie dies dreimal.

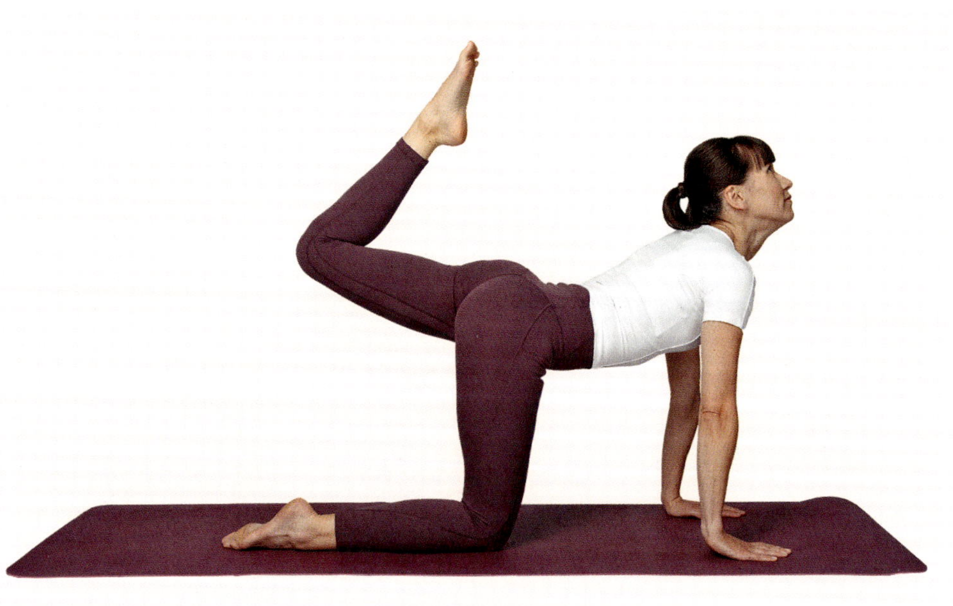

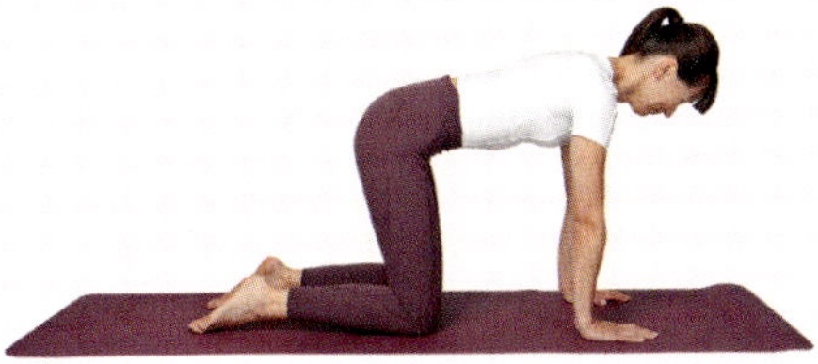

- Verwurzeln Sie sich nun wieder mit dem linken Knie im Boden.
- Mit dem Einatmen schwingen Sie Ihr rechtes gebeugtes Bein mit gestrecktem Fuß in Richtung Kopf und bewegen gleichzeitig Kopf und Oberkörper rückwärts Richtung Fuß. Versuchen Sie, mit dem Kopf den Fuß zu berühren.
- Mit dem Ausatmen kommen Sie zurück in die Ausgangsposition (achten Sie auf Ihren Rücken und Ihren Atem in der Mitte).
- Wiederholen Sie dies dreimal.

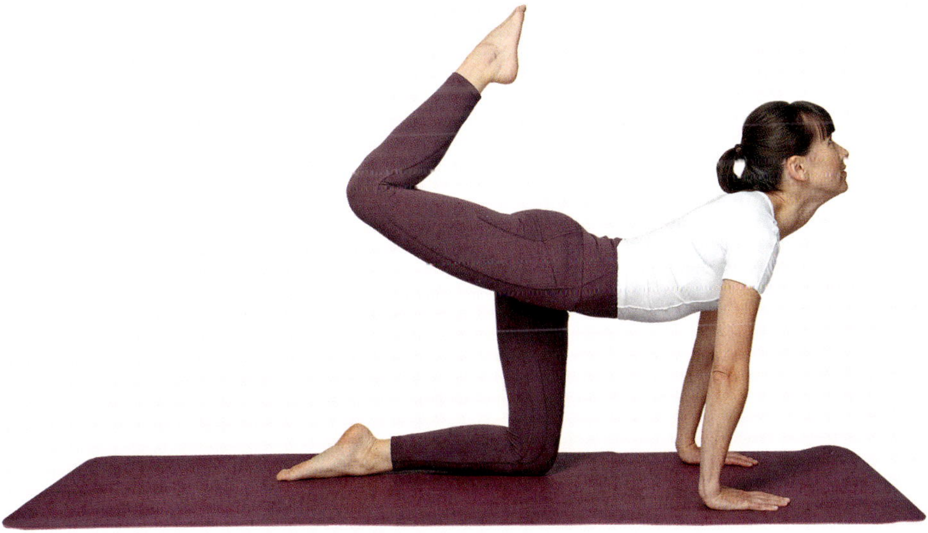

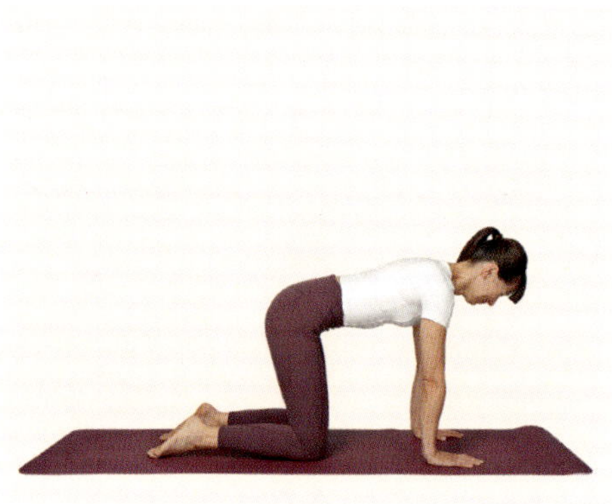

- Verwurzeln Sie sich nun wieder mit dem rechten Knie im Boden.
- Mit dem Einatmen schwingen Sie Ihr linkes gebeugtes Bein mit gestrecktem Fuß in Richtung Kopf und bewegen gleichzeitig Kopf und Oberkörper rückwärts Richtung Fuß. Versuchen Sie, mit dem Kopf den Fuß zu berühren.
- Mit dem Ausatmen kommen Sie zurück in die Ausgangsposition (achten Sie auf Ihren Rücken und Ihren Atem in der Mitte).
- Wiederholen Sie dies dreimal.

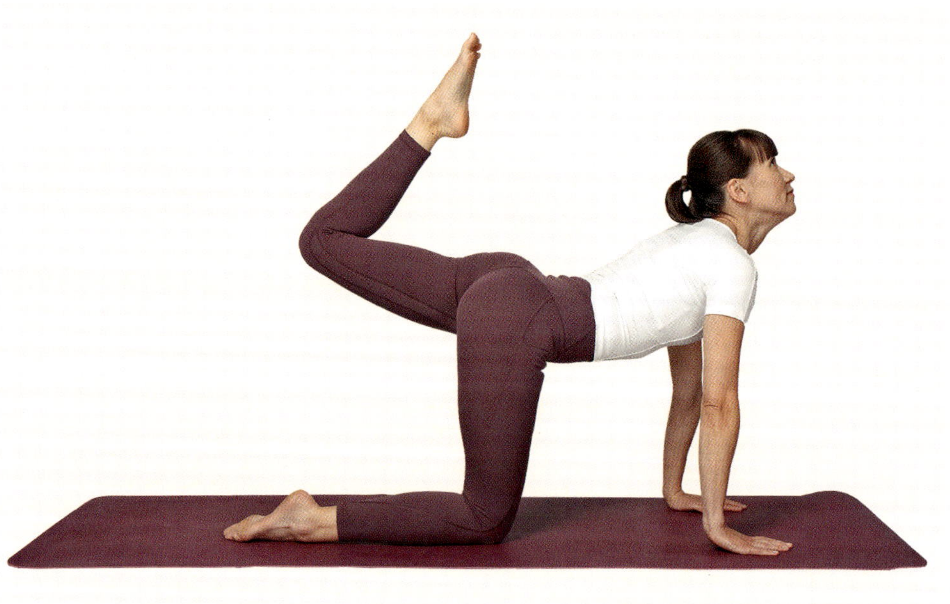

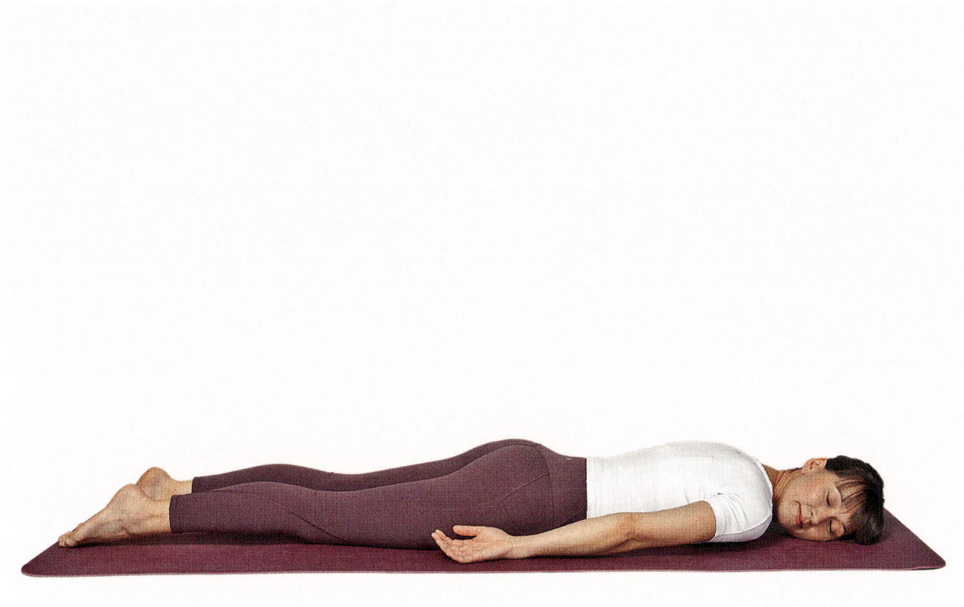

- Legen Sie sich dann auf Ihren Bauch und entspannen Sie sich.

DAS HÜFTPROGRAMM IM SITZEN

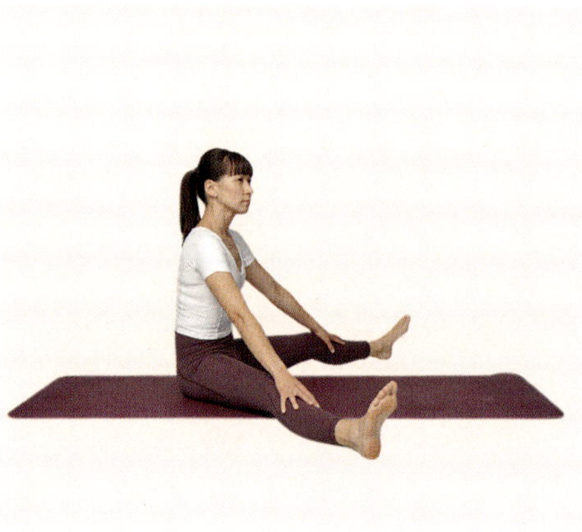

Alle Übungen im Sitzen können bei stärkeren Beschwerden anfangs durch die Unterlage eines Kissens unter die Sitzhöcker erleichtert werden. Die Höhe des Kissens hängt von der Beweglichkeit Ihrer Hüfte ab.

Dehnübung

- Setzen Sie sich aufrecht auf den Boden.
- Die Beine sind weit auseinander gegrätscht.
- Beugen Sie das linke Bein und führen Sie Ihren Fuß in Richtung Ihres rechten Oberschenkels.
- Achten Sie auf Ihre beiden Sitzhöcker, insbesondere auf den linken. Lassen Sie ihn sich während der Übung immer mehr dem Boden annähern, spüren Sie die Schwere.

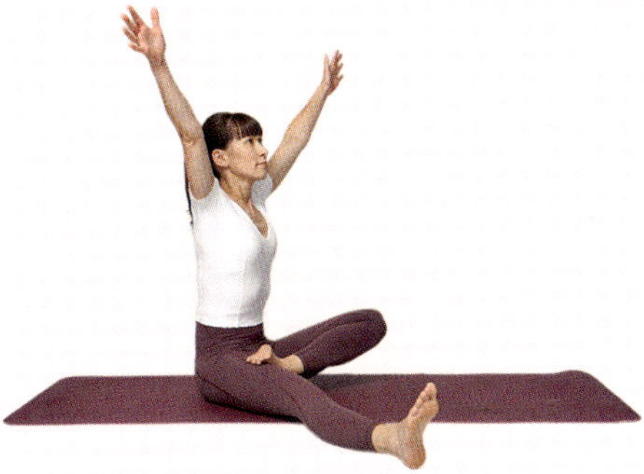

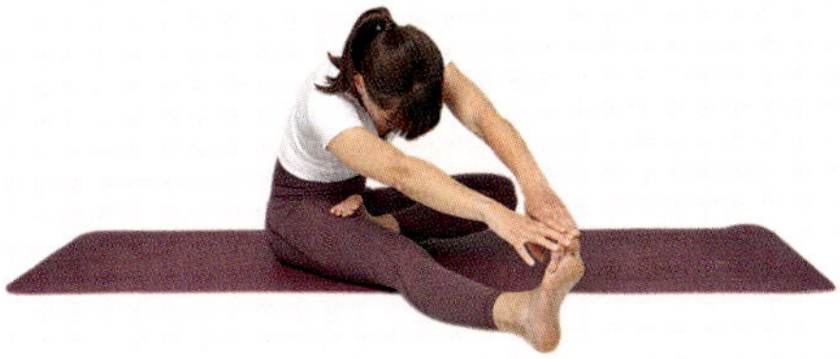

- Mit dem nächsten Einatmen heben Sie beide Arme nach oben und strecken sich zum Himmel.
- Wenn Sie ganz lang sind, lassen Sie sich beim nächsten Ausatmen über Ihr rechtes Bein sinken.
- Sie können die Dehnung noch verstärken, indem Sie Ihren rechten Fuß anwinkeln.
- Verweilen Sie möglichst lange in dieser Dehnlage.
- Zum Abschluss federn Sie mit Ihrem Oberkörper noch einmal weit nach vorn und nehmen dann mit dem Einatmen beide Arme und den Oberkörper nach oben.
- Mit dem Ausatmen lassen Sie Ihre beiden Arme langsam wieder sinken, sodass die Hände den Boden berühren (Ausgangsposition).

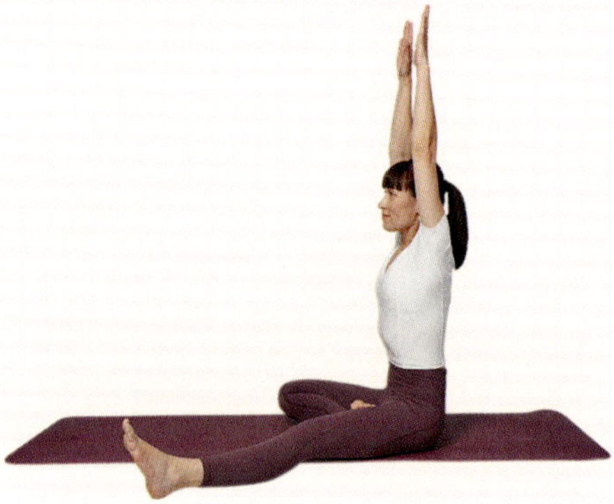

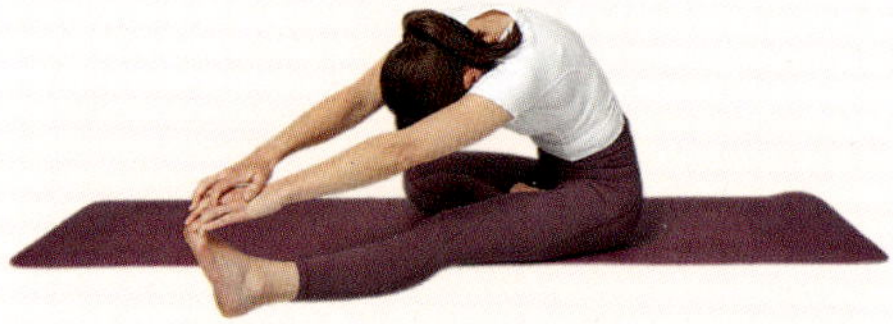

- Beugen Sie das rechte Bein und führen Sie Ihren Fuß in Richtung Ihres linken Oberschenkels.
- Achten Sie auf Ihre beiden Sitzhöcker, insbesondere auf den rechten. Lassen Sie ihn sich während der Übung immer mehr dem Boden annähern.
- Mit dem nächsten Einatmen heben Sie beide Arme nach oben und strecken sich zum Himmel. Wenn Sie ganz lang sind, lassen Sie sich beim nächsten Ausatmen über Ihr linkes Bein sinken.
- Sie können die Dehnung noch verstärken, indem Sie Ihren linken Fuß anwinkeln.
- Verweilen Sie möglichst lange in dieser Dehnlage.
- Zum Abschluss federn Sie mit Ihrem Oberkörper noch einmal weit nach vorn und nehmen dann mit dem Einatmen beide Arme und den Oberkörper nach oben.
- Mit dem Ausatmen lassen Sie Ihre beiden Arme langsam wieder sinken, sodass die Hände den Boden berühren (Ausgangsposition).

Variante:
Dehnübung intensiver

- Setzen Sie sich aufrecht auf den Boden.
- Die Beine sind weit auseinander gegrätscht.
- Winkeln Sie den Unterschenkel Ihres linken Beins nach hinten ab.
- Achten Sie auf Ihre beiden Sitzhöcker, insbesondere auf den linken. Lassen Sie ihn sich während der Übung immer mehr dem Boden annähern.
- Nehmen Sie beide Arme mit dem Einatmen nach oben und lassen Sie sich langsam mit dem Oberkörper auf Ihr rechtes gestrecktes Bein sinken.
- Verweilen Sie möglichst lange in dieser Dehnlage.
- Zum Abschluss federn Sie mit Ihrem Oberkörper noch einmal weit nach vorn und nehmen dann mit dem Einatmen beide Arme und den Oberkörper nach oben.
- Mit dem Ausatmen lassen Sie langsam Ihre beiden Arme wieder sinken, sodass die Hände den Boden berühren (Ausgangsposition).
- Wiederholen Sie die Übung auf der anderen Seite.

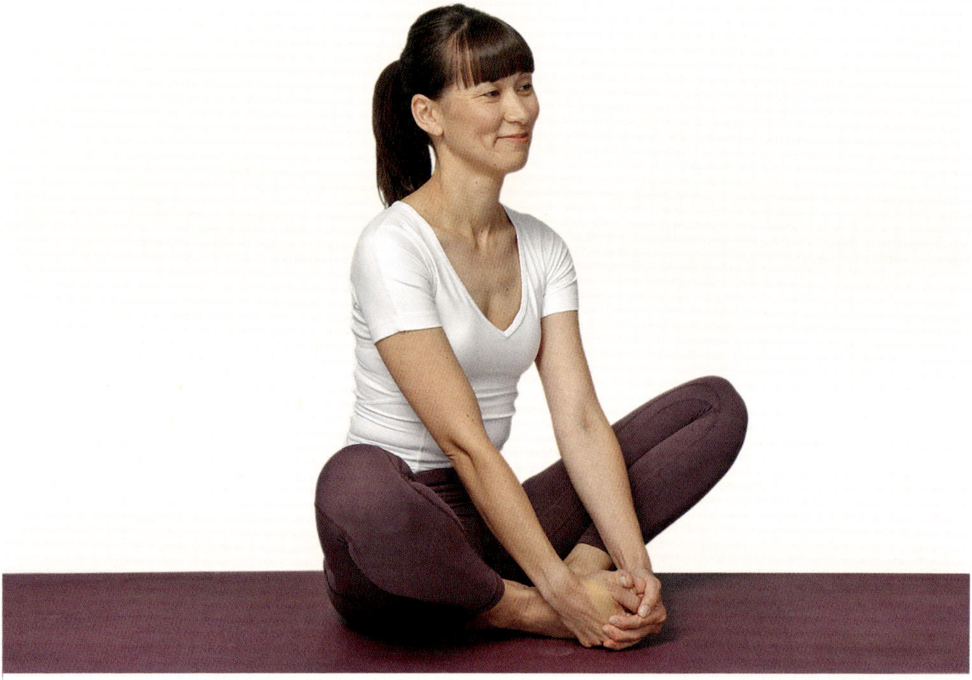

Der Schmetterling

Die nun folgende Übung heißt »Der Schmetterling« und gefällt mir besonders gut. Stellen Sie sich vor, mit dieser Übung in fremde Länder zu fliegen, und lassen Sie dabei Ihre Knie immer weiter Richtung Boden kommen. Visualisieren Sie einen Schmetterling und übernehmen Sie die Leichtigkeit des Flügelschlags mit Ihren Oberschenkeln und Knien.

- Setzen Sie sich aufrecht auf den Boden.
- Legen Sie beide Fußsohlen aneinander.
- Lassen Sie dann beide Knie nach außen fallen.
- Atmen Sie ruhig, tief und langsam durch die Nase ein uns aus.
- Stellen Sie sich nun vor, Sie seien ein Schmetterling, der durch die Lüfte fliegt – Ihre Oberschenkel schwingen wie Schmetterlingsflügel mit Schwerpunkt nach außen und unten.

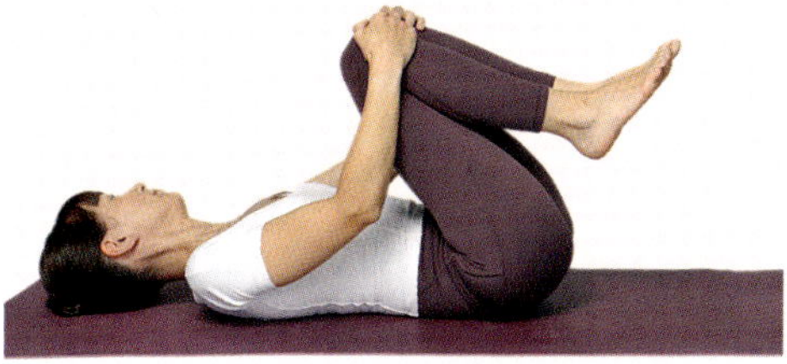

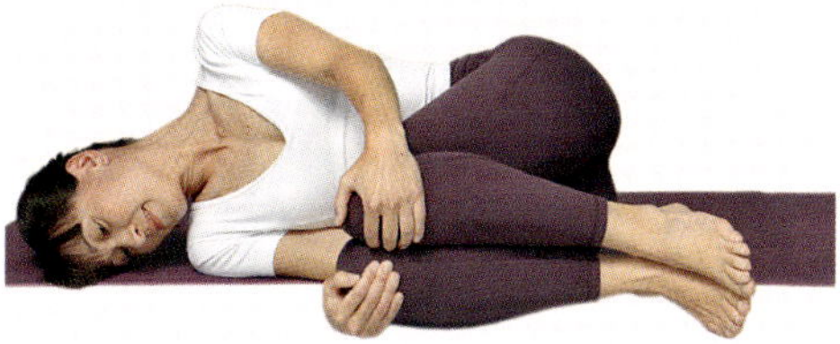

- Nach einer Weile spüren Sie vielleicht ein Brennen in Ihren Hüftgelenken. Dann ist es Zeit, sich auf den Rücken zu legen.
- Ziehen Sie beide Knie an den Bauch.
- Rollen Sie mehrmals von einer Seite auf die andere.
- Dann setzen Sie sich wieder auf.
- Wiederholen Sie die Übung mindestens dreimal.

DAS HÜFTPROGRAMM IM LIEGEN

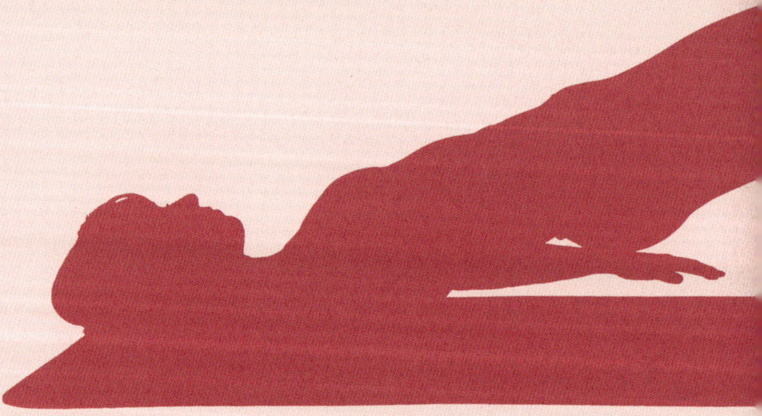

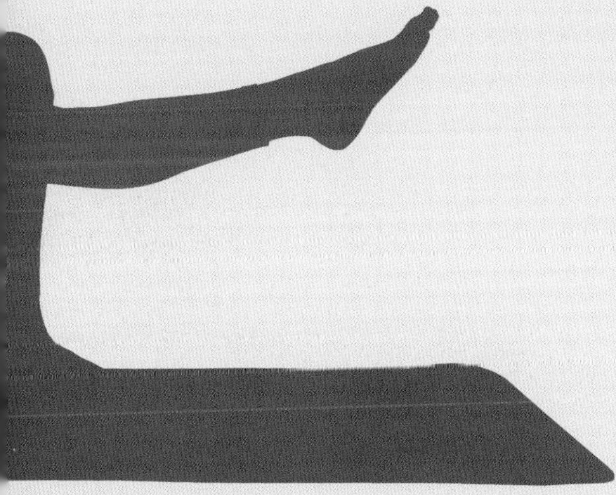

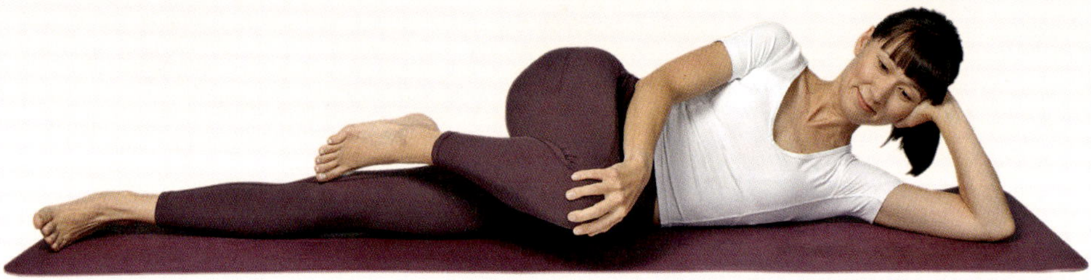

Die Seitlage

- Legen Sie sich auf Ihre linke Seite und stützen Sie Ihren Kopf mit dem linken Arm ab, Schultergürtel und Becken sind möglichst auf gleicher Höhe.
- Umfassen Sie Ihr rechtes Knie mit der rechten Hand.
- Kreisen Sie nun mit Ihrem Bein im Atemrhythmus so groß wie möglich nach innen. Achten Sie darauf, dass Ihre Leiste am obersten Punkt möglichst gestreckt ist.
- Dann wechseln Sie die Richtung und kreisen nach außen. Achten Sie darauf, dass Ihre Leiste am obersten Punkt möglichst gestreckt bleibt, dabei gehen Knie- und Unterschenkel leicht nach hinten.
- Kreisen Sie nach innen und außen mindestens sechsmal.
- Legen Sie sich auf den Rücken, die Handflächen liegen neben Ihnen und zeigen zur Decke. Entspannen Sie sich und lassen Sie das Becken sinken. Sollten Sie ein starkes Hohlkreuz haben, bitte ich Sie, die Beine aufzustellen.

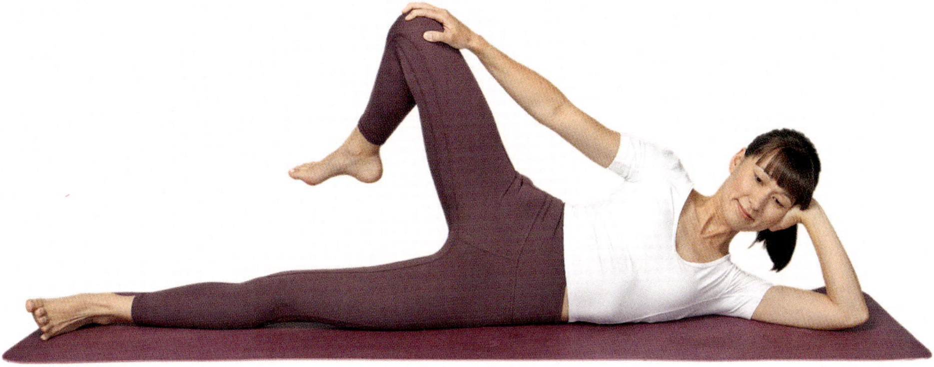

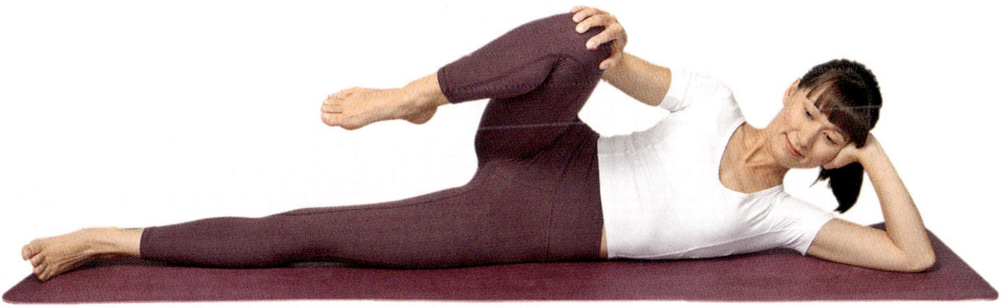

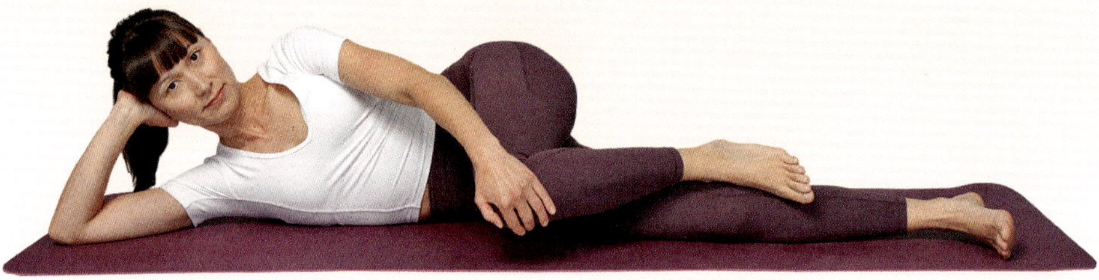

- Legen Sie sich auf Ihre rechte Seite und stützen Sie Ihren Kopf mit dem rechten Arm ab.
- Umfassen Sie Ihr linkes Knie mit der linken Hand.
- Kreisen Sie nun mit Ihrem Bein im Atemrhythmus so groß wie möglich nach innen. Achten Sie darauf, dass Ihre Leiste am obersten Punkt möglichst gestreckt ist, dabei neigen sich Knie und Unterschenkel leicht nach hinten.
- Dann wechseln Sie die Richtung und kreisen nach außen. Achten Sie darauf, dass Ihre Leiste am obersten Punkt möglichst gestreckt ist.
- Kreisen Sie auf beiden Seiten mindestens sechsmal.
- Legen Sie sich auf den Rücken, die Handflächen liegen neben Ihnen und zeigen zur Decke. Entspannen Sie sich und lassen Sie das Becken sinken. Sollten Sie ein starkes Hohlkreuz haben, bitte ich Sie, die Beine aufzustellen.

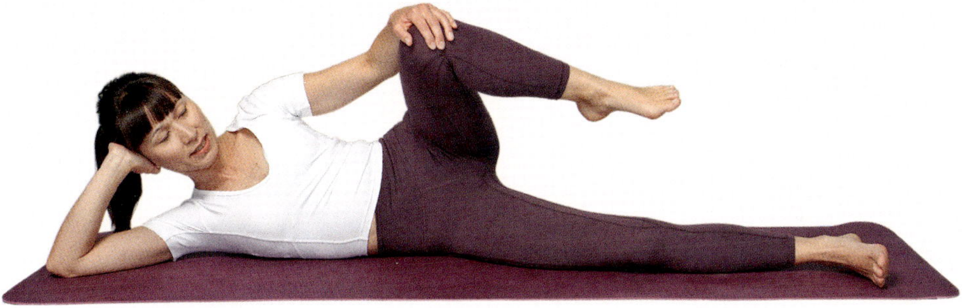

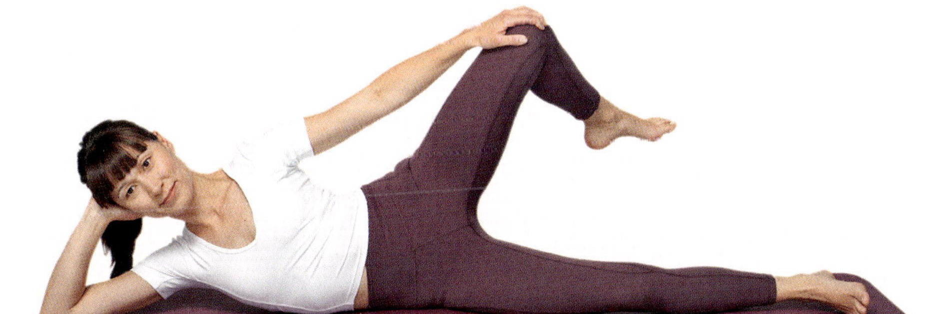

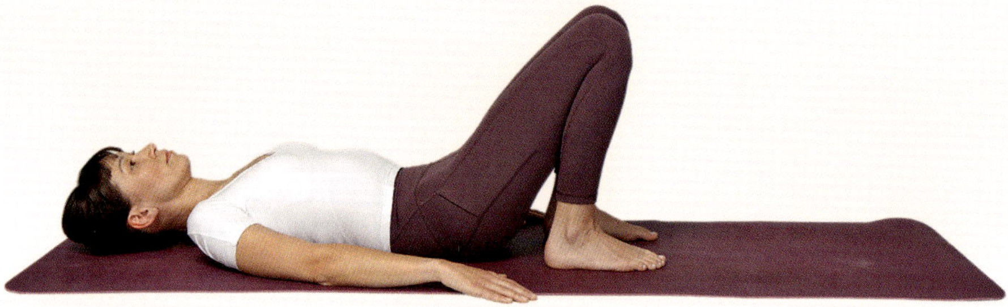

Die Rückenlage

- Legen Sie sich auf den Rücken, die Handflächen liegen neben Ihnen und zeigen zur Decke. Entspannen Sie sich und lassen Sie das Becken sinken.
- Winkeln Sie nun Ihre Beine ab, die Füße stehen parallel und so nah wie möglich am Po.
- Mit dem nächsten Einatmen beginnen Sie, die Lendenwirbelsäule abzuheben. Stellen Sie sich vor, dass Ihre fünf Lendenwirbel mit den fünf Bandscheiben langsam vom Boden abheben. Je mehr Sie das Becken und die Lendenwirbelsäule vom Boden heben, desto stärker muss die Belastung auf Ihre beiden Füße verlagert werden.
- Bleiben Sie für drei Atemzüge in dieser Position.
- Rollen Sie dann langsam Wirbel für Wirbel wieder in die Ausgangslage zurück.
- Wiederholen Sie dies dreimal.
- Mit dem nächsten, noch tieferen Einatmen heben Sie auch die Hälfte der Brustwirbelsäule ab. Verlagern Sie dabei das Gewicht auf beide Füße.
- Bleiben Sie für drei Atemzüge in dieser Position.
- Rollen Sie dann langsam Wirbel für Wirbel wieder in die Ausgangslage zurück.
- Wiederholen Sie dies dreimal.

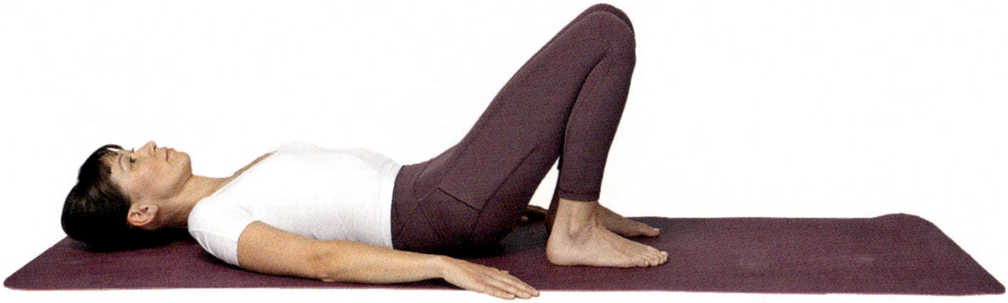

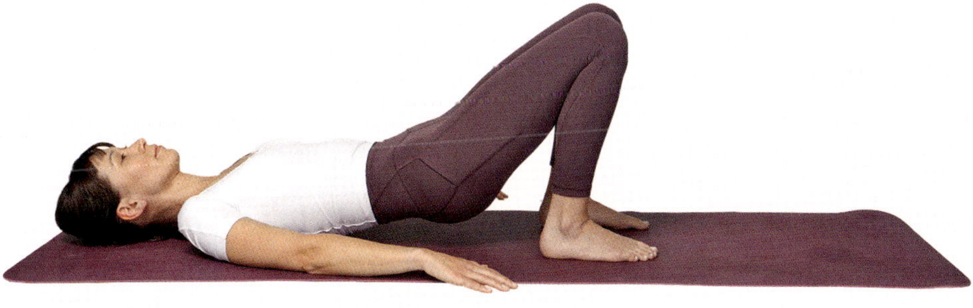

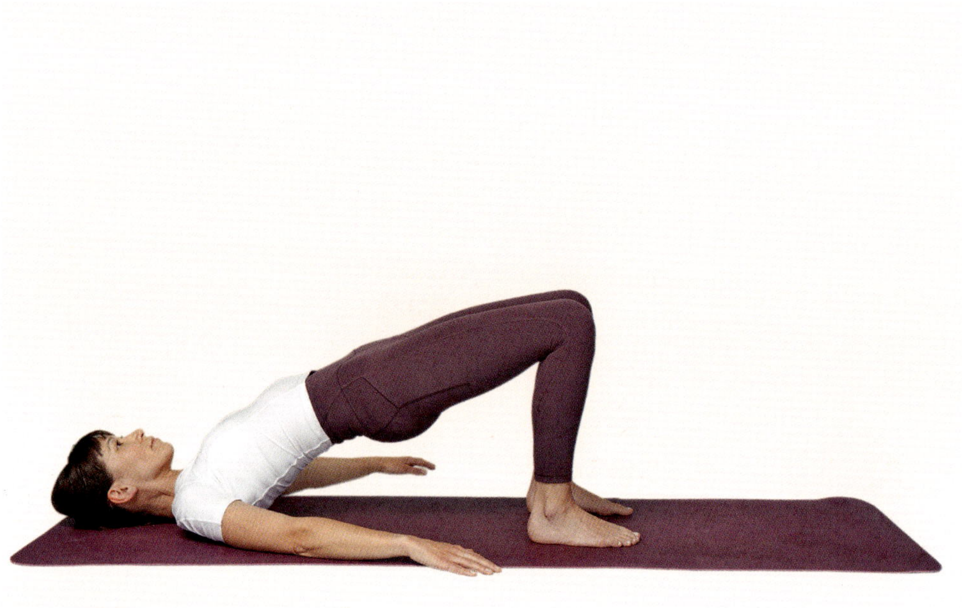

- Mit dem nächsten, noch tieferen Einatmen heben Sie die gesamte Wirbelsäule vom Boden ab, bis die Leisten ganz gestreckt sind. Kopf und Halswirbelsäule bleiben auf dem Boden.
- Achten Sie auf die deutliche Verlagerung des Gewichts auf beide Füße.
- Bleiben Sie für drei Atemzüge in dieser Position.
- Rollen Sie dann langsam Wirbel für Wirbel wieder in die Ausgangslage zurück.
- Wiederholen Sie dies dreimal.

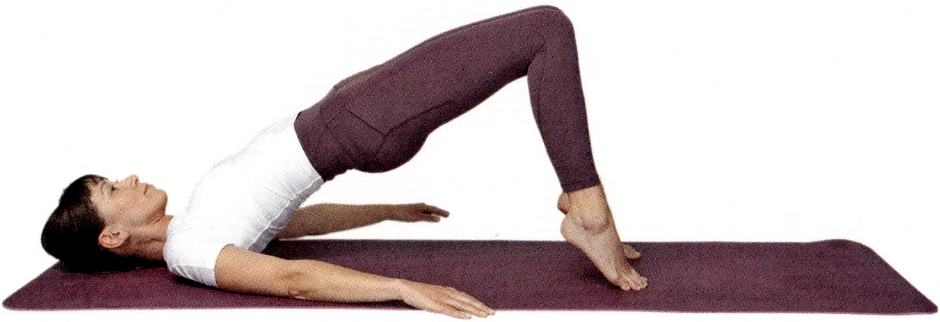

- Mit dem nächsten, noch tieferen Einatmen heben Sie die gesamte Wirbelsäule vom Boden ab, bis die Leisten gestreckt sind.
- Achten Sie auf die Verlagerung des Gewichts auf beide Füße.
- Mit einem noch kräftigeren Atemzug kommen Sie nun auf die Zehenspitzen.
- Bleiben Sie für drei Atemzüge in dieser Position.
- Kommen Sie dann zurück auf den gesamten Fuß, die Leisten bleiben gestreckt.
- Wiederholen Sie das mindestens dreimal. Achten Sie beim Wechsel von den Zehenspitzen zum gesamten Fuß ganz besonders darauf, die Leiste gestreckt zu halten. Dies setzt tiefen Beckenatem voraus.
- Rollen Sie dann langsam Wirbel für Wirbel wieder in die Ausgangslage zurück.

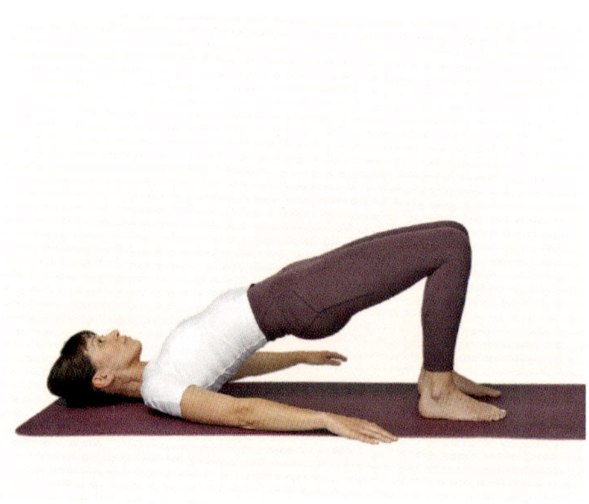

- Mit dem nächsten, noch tieferen Einatmen heben Sie die gesamte Wirbelsäule vom Boden ab, bis die Leisten gestreckt sind.
- Achten Sie auf die Verlagerung des Gewichts auf beide Füße.
- Lassen Sie nun Ihr linkes Bein los und strecken Sie es nach vorn. Ihre ganze Atemkraft und Konzentration ist auf Ihre linke Leiste gerichtet – die Leiste ist der oberste Punkt in Ihrer Bewegung und versucht, das Becken oben zu halten.
- Bleiben Sie für drei Atemzüge in dieser Position.

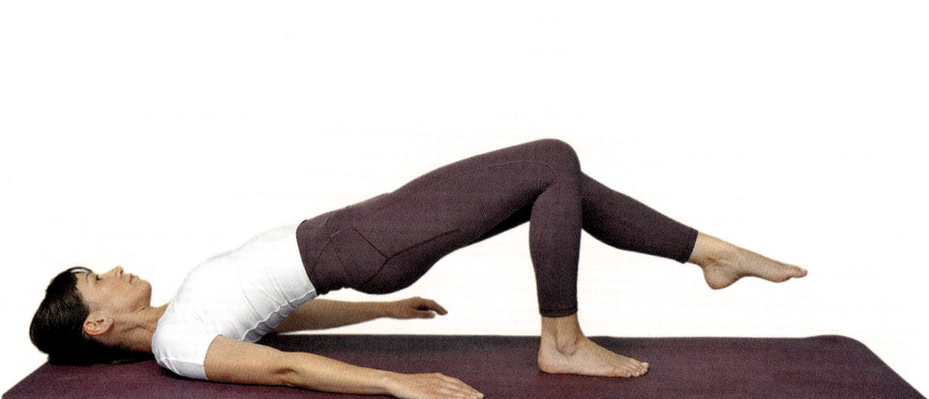

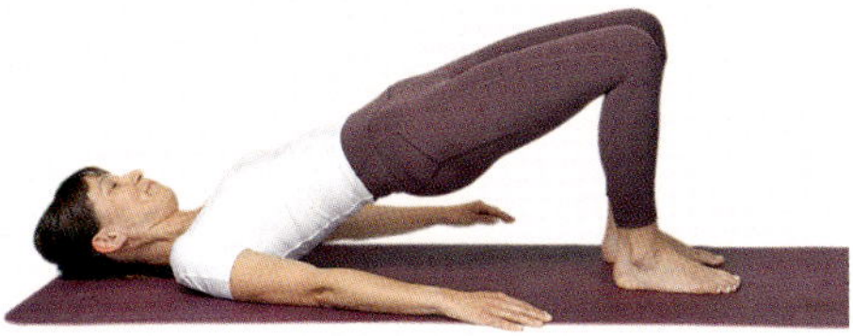

- Rollen Sie dann langsam Wirbel für Wirbel wieder in die Ausgangslage zurück.
- Wiederholen Sie das dreimal.
- Machen Sie die Übung dann mit dem anderen Bein.

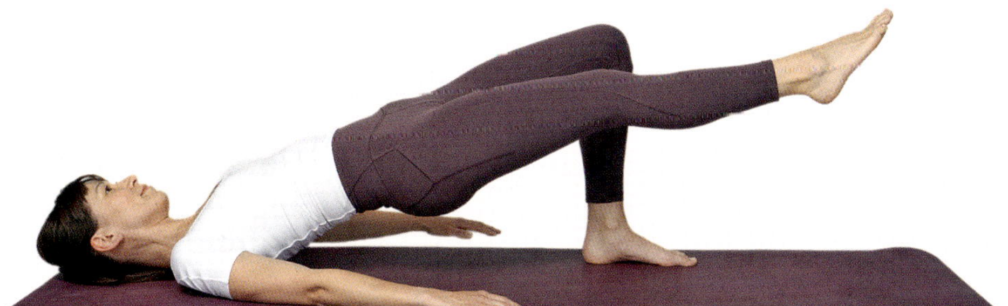

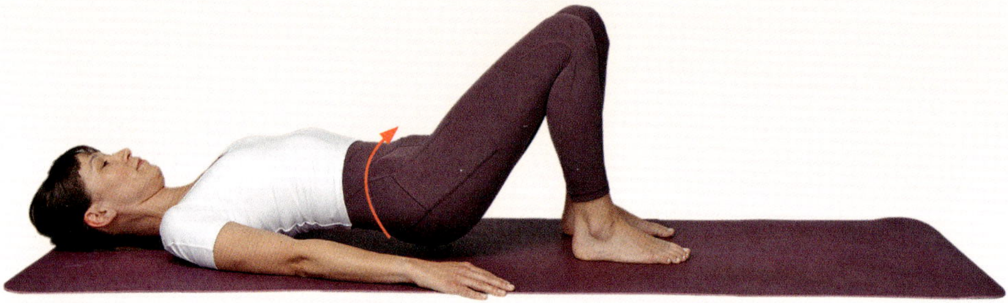

- Mit dem nächsten sehr tiefen Einatmen heben Sie wieder die gesamte Wirbelsäule vom Boden ab, bis Ihre Leisten gestreckt sind.
- Achten Sie auf die Verlagerung des Gewichts auf beide Füße.
- Kreisen Sie nun das Becken – achten Sie darauf, dass die Leisten beim Nach-oben-Gehen ganz durchgestreckt sind.
- Achten Sie darauf, dass Sie Ihren Atem nicht anhalten, und führen Sie das Kreisen besonders geschmeidig aus.
- Kreisen Sie drei- bis sechsmal.
- Rollen Sie dann langsam Wirbel für Wirbel wieder in die Ausgangslage zurück.
- Wiederholen Sie die Übung und kreisen mit dem Becken in die andere Richtung.

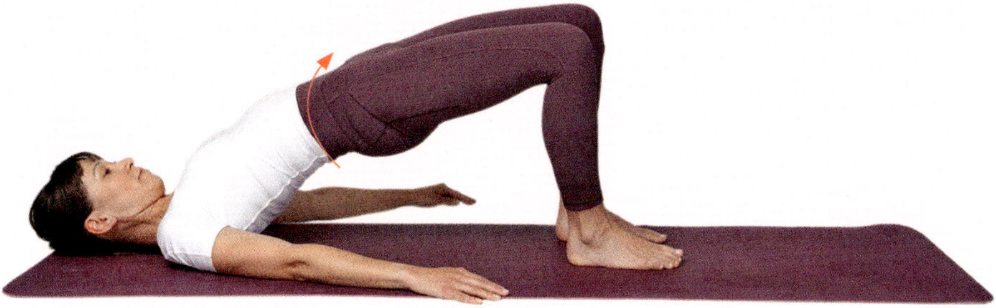

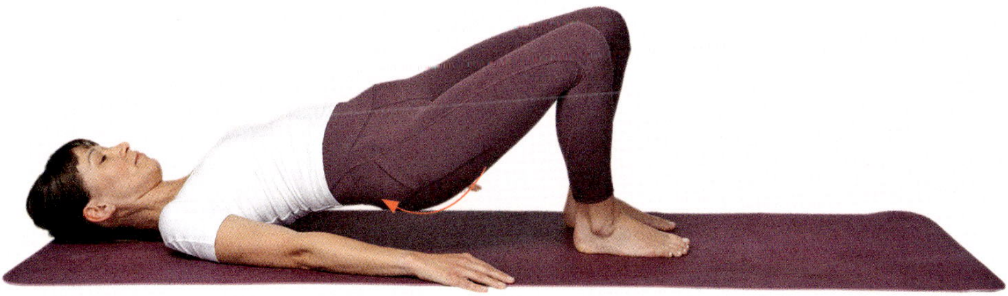

DIE DREI LOSLASSÜBUNGEN

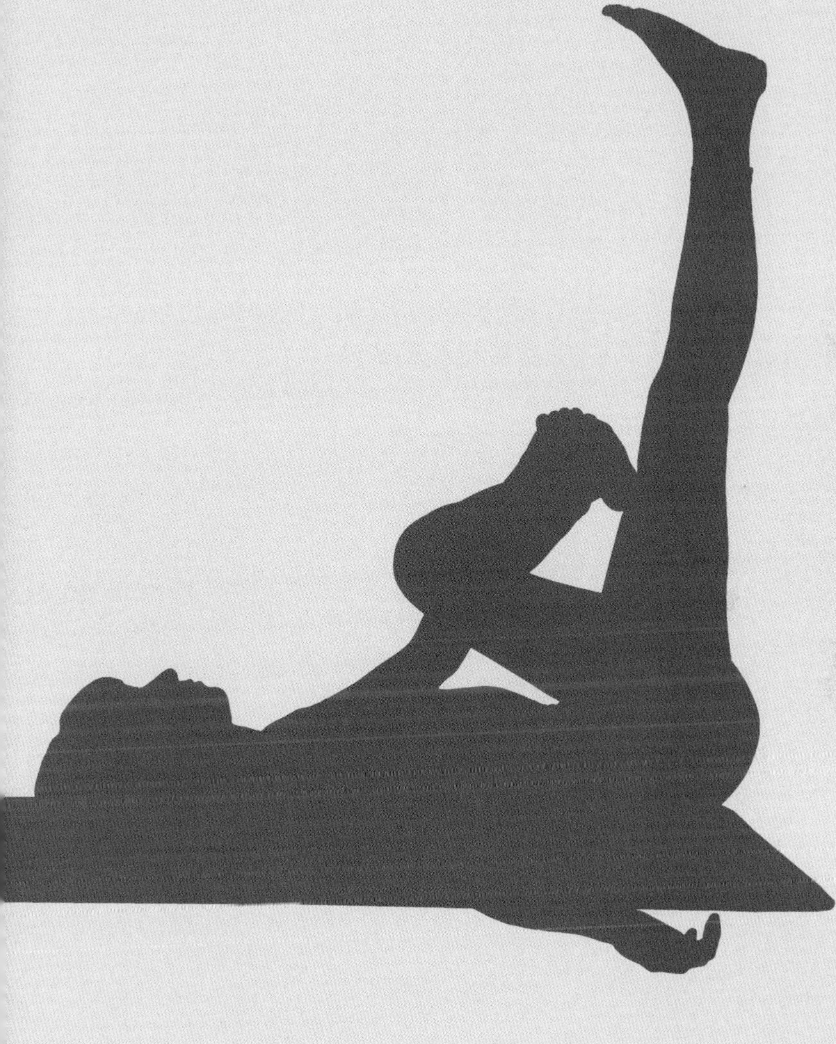

Diese Loslassübung entstaut wunderbar Ihre Beine und kommt auch Ihrem Herzen zugute, da der venöse Rückfluss des Blutes zum Herzen gefördert wird.

Wenn Sie nur allein diese Übung fünf bis fünfzehn Minuten am Tag machen, erfahren Sie große Erleichterung.

Die erste Loslassübung

- Legen Sie vor einer Wand eine Decke auf den Boden. Sollten Sie im Freien üben, können Sie Ihre Beine auch an einem Baum strecken. Die Wurzeln drum herum helfen Ihnen, sich an den Boden anzupassen, was zu einer noch tieferen Erfahrung der Schwere führt.
- Legen Sie sich auf den Rücken, mit Ihrem Becken so nah wie möglich an die Wand.
- Strecken Sie beide Beine nach oben, die Fersen berühren die Wand, die Füße sind abgewinkelt.
- Nehmen Sie die Schwere in Ihrem Becken wahr. Heben Sie auf keinen Fall die Lendenwirbelsäule vom Boden ab, Steißbein und Kreuzbein sind fest mit dem Boden verankert. Die Beine werden leicht und der Rückfluss des venösen Blutes zum Herzen wird dadurch erleichtert.
- Atmen Sie tief ruhig und langsam durch die Nase ein und aus. Bleiben Sie für mindestens sechs Atemzüge in dieser Dehnlage.
- Beugen Sie nun Ihr rechtes Bein und legen Sie es mit abgewinkeltem Fuß (Fußaußenkante) auf Ihren linken Oberschenkel. Öffnen Sie Ihre Leiste und lassen Sie Ihr Knie immer weiter zur Seite und in Richtung Erde sinken.

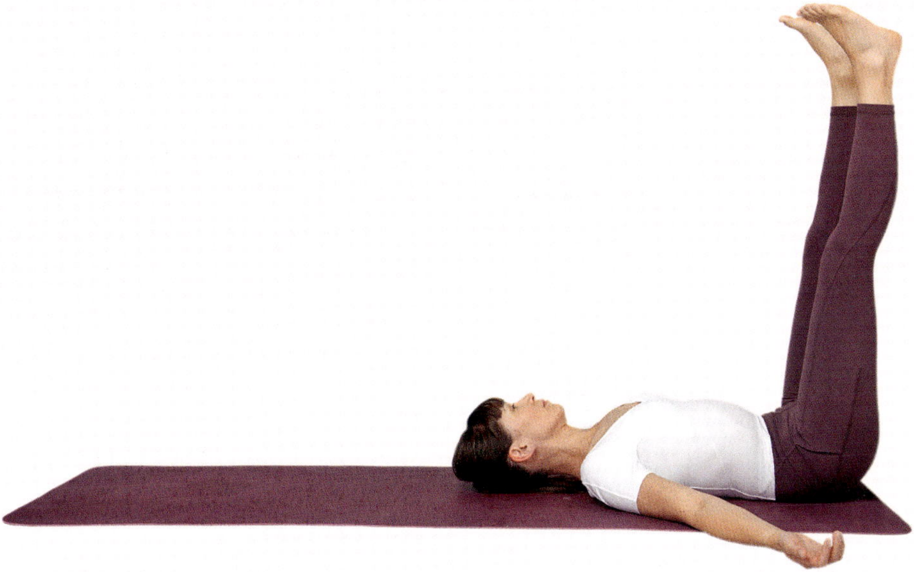

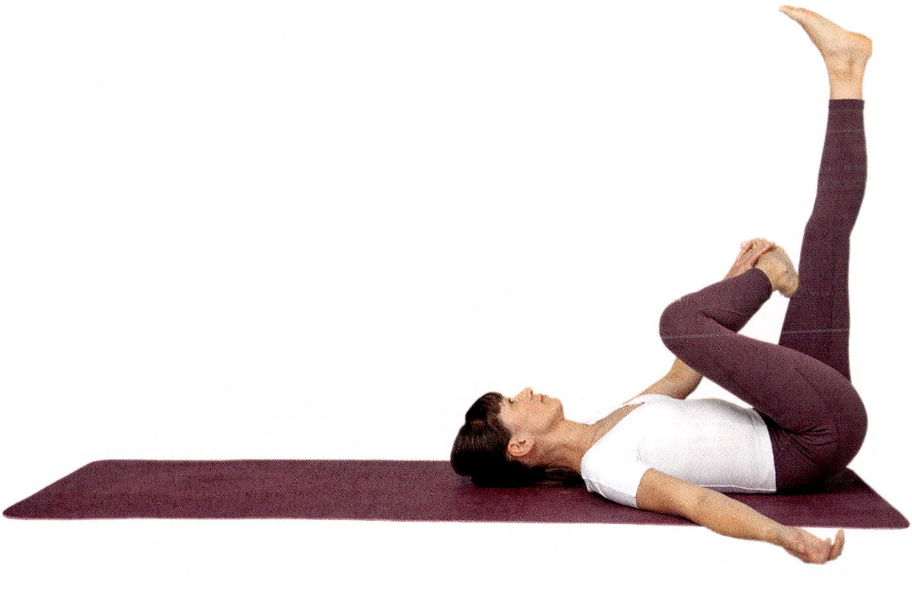

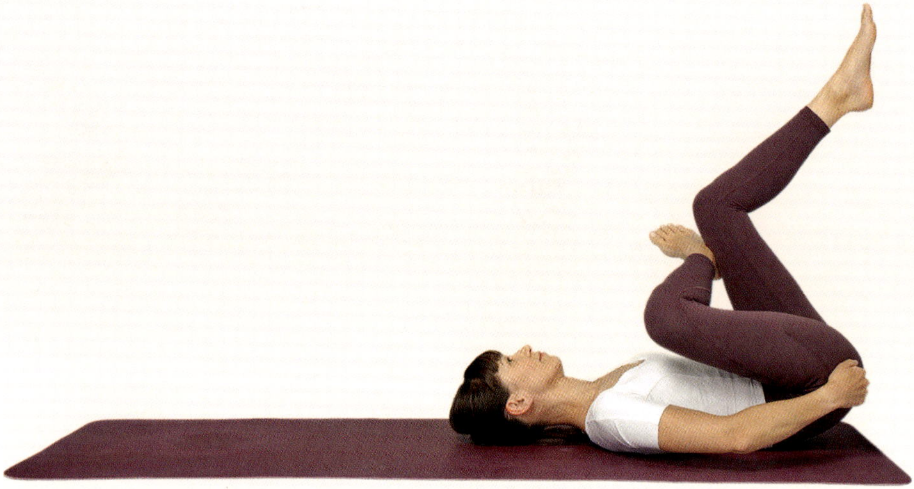

- Massieren Sie währenddessen mit Ihrer rechten Hand Ihre rechte Hüfte (meist deutlicher Dehnungsschmerz).
- Atmen Sie tief, ruhig und langsam durch die Nase ein und aus. Bleiben Sie für mindestens sechs Atemzüge in dieser Dehnlage.
- Diese Übung wird verstärkt, indem Sie nun das linke Knie beugen, dabei wird der Dehnungsschmerz noch deutlicher.
- Atmen Sie tief, ruhig und langsam durch Ihre Nase ein und aus.
- Sie spüren sehr deutlich Ihre verkürzte Hüftmuskulatur, die Sie wieder unterstützend massieren können.
- Bleiben Sie für mindestens sechs Atemzüge in dieser Dehnlage.

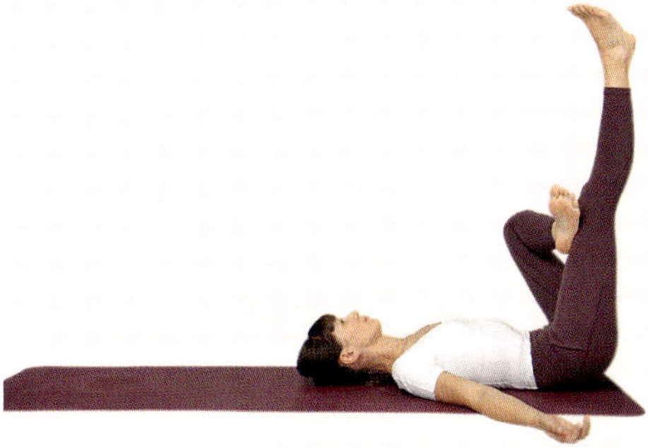

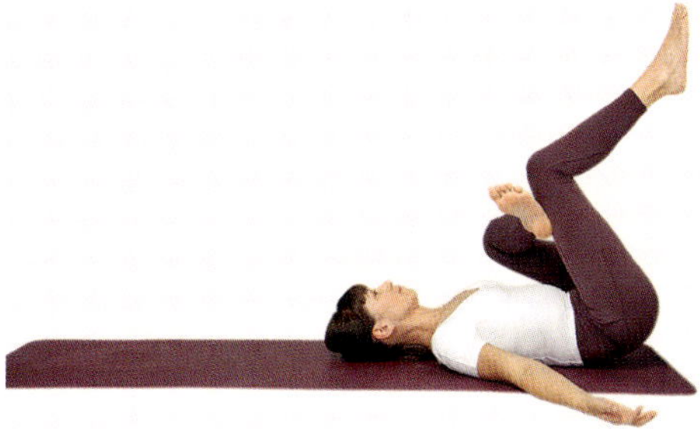

- Wechseln Sie die Beine.
- Strecken Sie beide Beine nach oben, die Fersen berühren die Wand, die Füße sind abgewinkelt.
- Beugen Sie nun Ihr linkes Bein und legen Sie es mit abgewinkeltem Fuß (Fußaußenkante) auf Ihren rechten Oberschenkel. Öffnen Sie Ihre Leiste und lassen Sie Ihr Knie immer weiter zur Seite und auf die Erde sinken.
- Nehmen Sie die Schwere in Ihrem Becken wahr. Heben Sie auf keinen Fall die Lendenwirbelsäule vom Boden ab, Steißbein und Kreuzbein sind fest auf dem Boden verankert.
- Atmen Sie tief, ruhig und langsam durch Ihre Nase ein und aus.
- Bleiben Sie für mindestens sechs Atemzüge in dieser Dehnlage.
- Diese Übung wird verstärkt, indem Sie nun das rechte Knie beugen, dabei wird der Dehnungsschmerz noch deutlicher.
- Atmen Sie tief ruhig und langsam durch Ihre Nase ein und aus.
- Sie spüren sehr deutlich Ihre verkürzte Hüftmuskulatur, die Sie wieder unterstützend massieren konnen.
- Atmen Sie tief und ruhig durch die Nase ein und aus.
- Bleiben Sie für mindestens sechs Atemzüge in dieser Dehnlage.

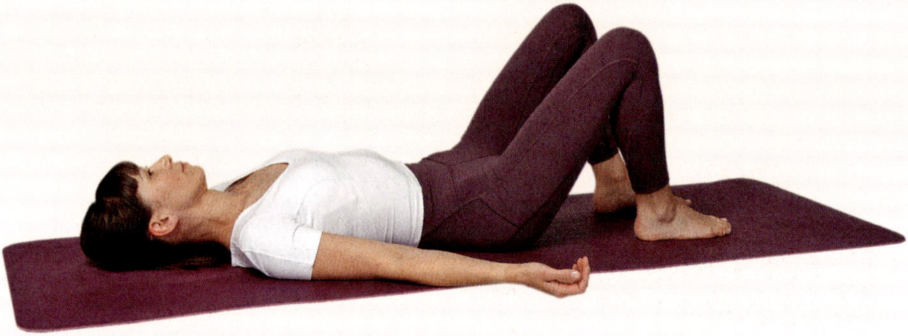

Die zweite Loslassübung

- Drehen Sie sich nun um. Legen Sie sich mit dem Rücken auf die Decke, sodass der Kopf Richtung Wand und die Füße in den Raum zeigen.
- Entspannen Sie zwischen den Augenbrauen, senken Sie sanft die Lider, die Mundwinkel zeigen leicht nach oben – lassen Sie das innere Lächeln entstehen.
- Alle Poren lächeln, alle Gelenke lächeln.
- Atmen Sie sanft und ruhig durch die Nase ein uns aus.
- Stellen Sie nun beide Füße hüftbreit parallel auf den Boden.
- Atem Sie langsam, tief, ruhig und ausgeglichen durch die Nase ein und aus.

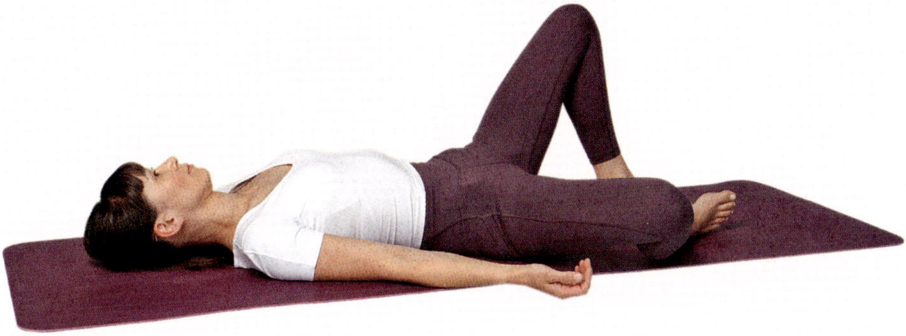

- Legen Sie nun beide Fußsohlen aneinander.
- Lassen Sie beim nächsten Ausatmen langsam und vorsichtig Ihren abgewinkelten rechten Ober- und Unterschenkel zur rechten Seite bis zu Ihrer Schmerzgrenze sinken. Das Knie kippt zur Seite, Sie können sich vorstellen, dass an der Außenseite Ihres Kniegelenks ein Sandsack das Knie zum Boden zieht.
- Mit dem nächsten Einatmen führen Sie Ober- und Unterschenkel wieder in ihre Ausgangsposition zurück.
- Wiederholen Sie dies achtsam und heiter mindestens sechsmal.

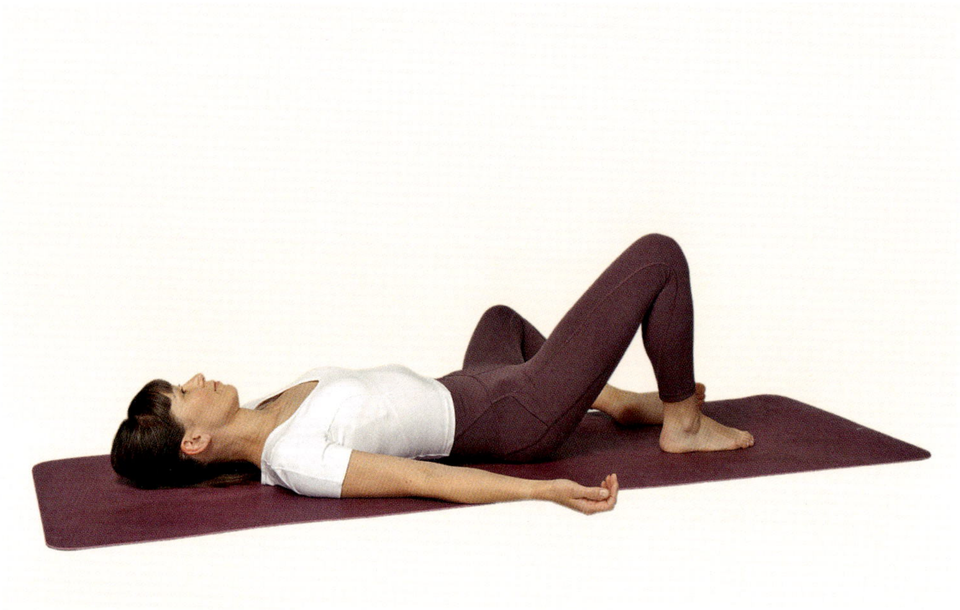

- Lassen Sie beim nächsten Ausatmen langsam und vorsichtig Ihren abgewinkelten linken Ober- und Unterschenkel zur linken Seite bis zu Ihrer Schmerzgrenze sinken. Das Knie kippt zur Seite. Sie können sich vorstellen, dass an der Außenseite Ihres Kniegelenks ein Sandsack das Knie zum Boden zieht.
- Mit dem nächsten Einatmen führen Sie Ober- und Unterschenkel wieder in ihre Ausgangsposition zurück.
- Wiederholen Sie dies achtsam und heiter mindestens sechsmal.

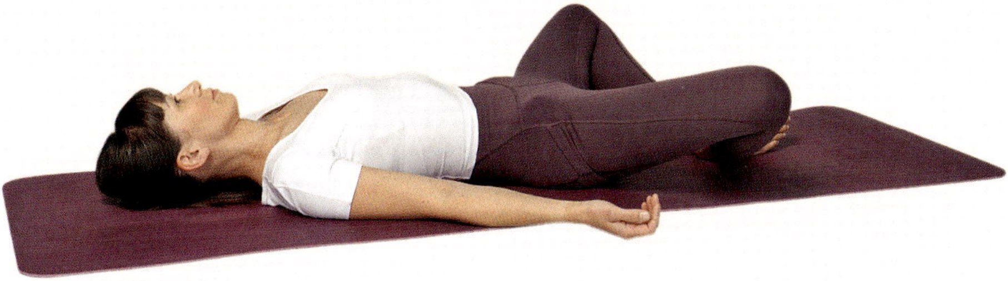

- Legen Sie nun beide Fußsohlen aneinander, die Fersen so nah wie möglich am Becken.
- Lassen Sie beim nächsten Ausatmen langsam und vorsichtig Ihre beiden abgewinkelten Ober- und Unterschenkel zur Seite bis zu Ihrer Schmerzgrenze sinken. Die Knie kippen zur Seite, Sie können sich vorstellen, dass an der Außenseite Ihrer Kniegelenke jeweils ein Sandsack die Knie zum Boden zieht.
- Bleiben Sie in dieser gedehnten und offenen Position mindestens sechs Atemzüge lang.

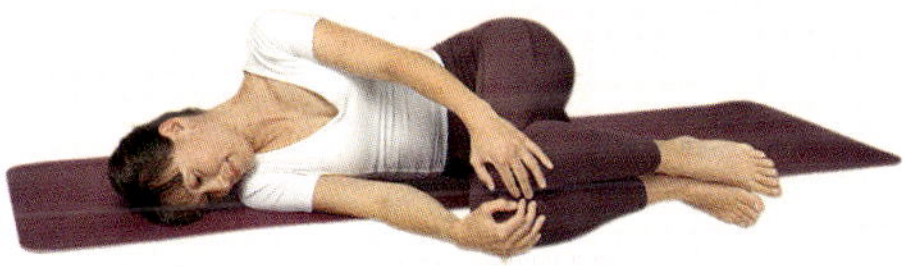

- Haben Sie starke Schmerzen, können Sie Ihre Füße aufstellen, beide Beine und Knie zusammennehmen und auf die linke und rechte Seite fallen lassen, und zwar so lange, bis sie den Boden berühren.

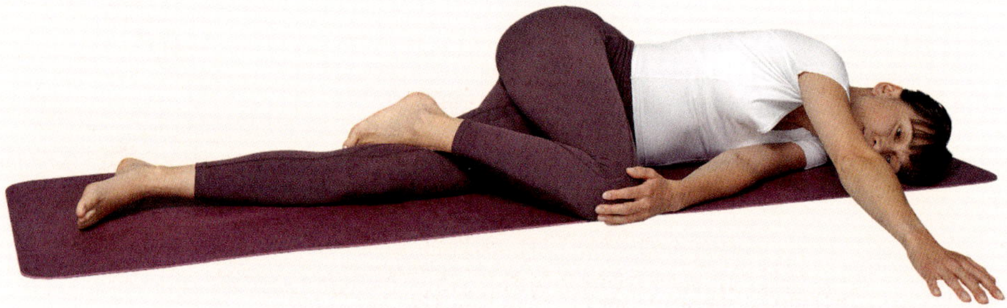

Die dritte Loslassübung

- Legen Sie sich nun auf Ihre linke Seite.
- Ziehen Sie Ihr rechtes Bein neunzig Grad abgewinkelt zum Rumpf.
- Der rechte Fuß ruht in der linken Kniekehle.
- Ihr linker Arm und Ihre linke Hand halten das rechte Knie am Boden.
- Ihr rechter Arm liegt neunzig Grad zu Ihrem Rumpf gestreckt vor Ihnen auf dem Boden.
- Dehnen Sie mit dem Einatmen Ihren rechten Arm gestreckt nach vorn.
- Beim Ausatmen nehmen Sie ihn nicht ganz zurück.
- Wiederholen Sie dies mindestens dreimal.
- Beim vierten Mal versuchen Sie, noch weiter nach vorn zu dehnen, und nehmen dann Ihren gestreckten Arm langsam nach oben. Versuchen Sie, Ihren gestreckten Arm und Ihre Schulter am Boden abzulegen, indem Sie sich ganz auf Ihre rechte Seite drehen und dabei Ihrer geöffneten Hand nachschauen.
- Der Kopf bleibt am Boden liegen und rollt ganz nach rechts.
- Atmen Sie langsam und ruhig und bleiben Sie so lange wie möglich in dieser Position. Geben Sie mit jedem Ausatmen immer mehr nach.
- Achten Sie auf Ihren tiefen Atem und halten Sie ihn niemals an.
- Zum Abschluss versuchen Sie noch einmal, sich über sich hinauszudehnen, und nehmen dabei langsam Ihren gestreckten Arm zurück in die Ausgangsposition.

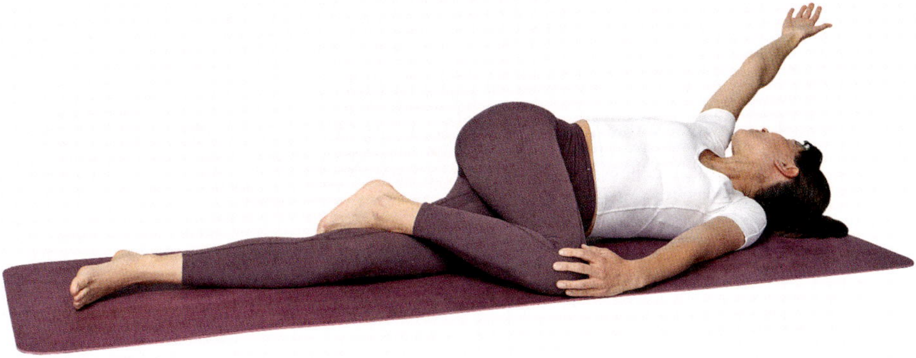

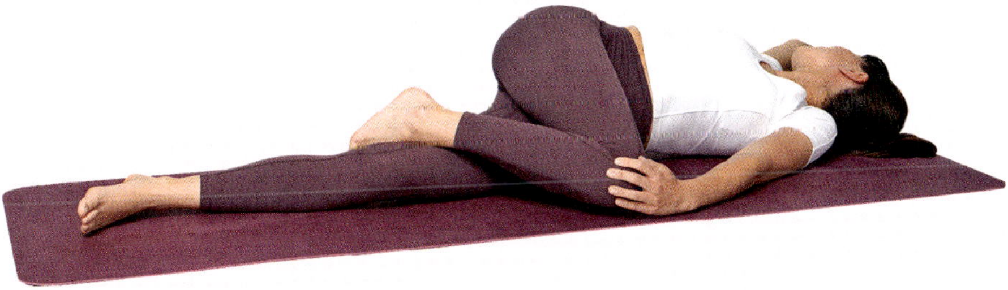

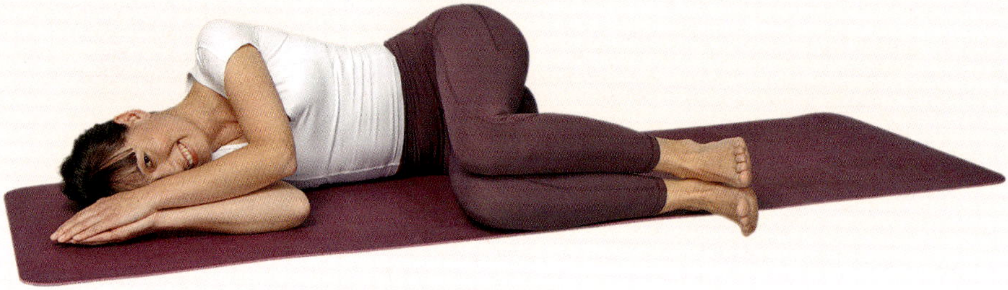

- Winkeln Sie nun beide Oberschenkel und Füße neunzig Grad zu Ihrem Körper ab und legen Sie sie übereinander.
- Winkeln Sie auch beide Ober- und Unterarme ab und legen Sie sie übereinander.
- Bleiben Sie für mindestens sechs Atemzüge in dieser rechtwinkligen Position.
- Rollen Sie dann auf die rechte Seite und wiederholen Sie dort die Übung.

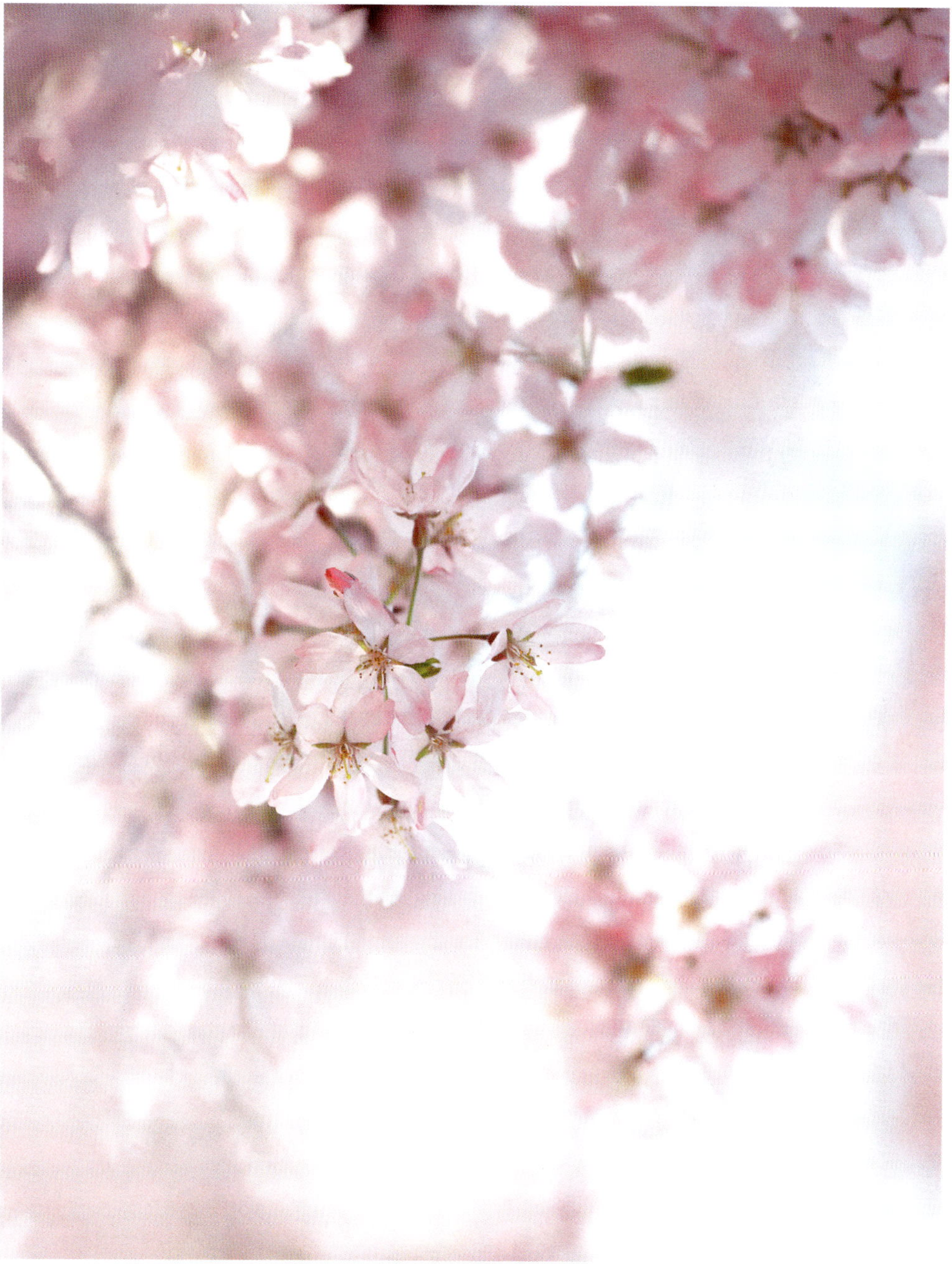

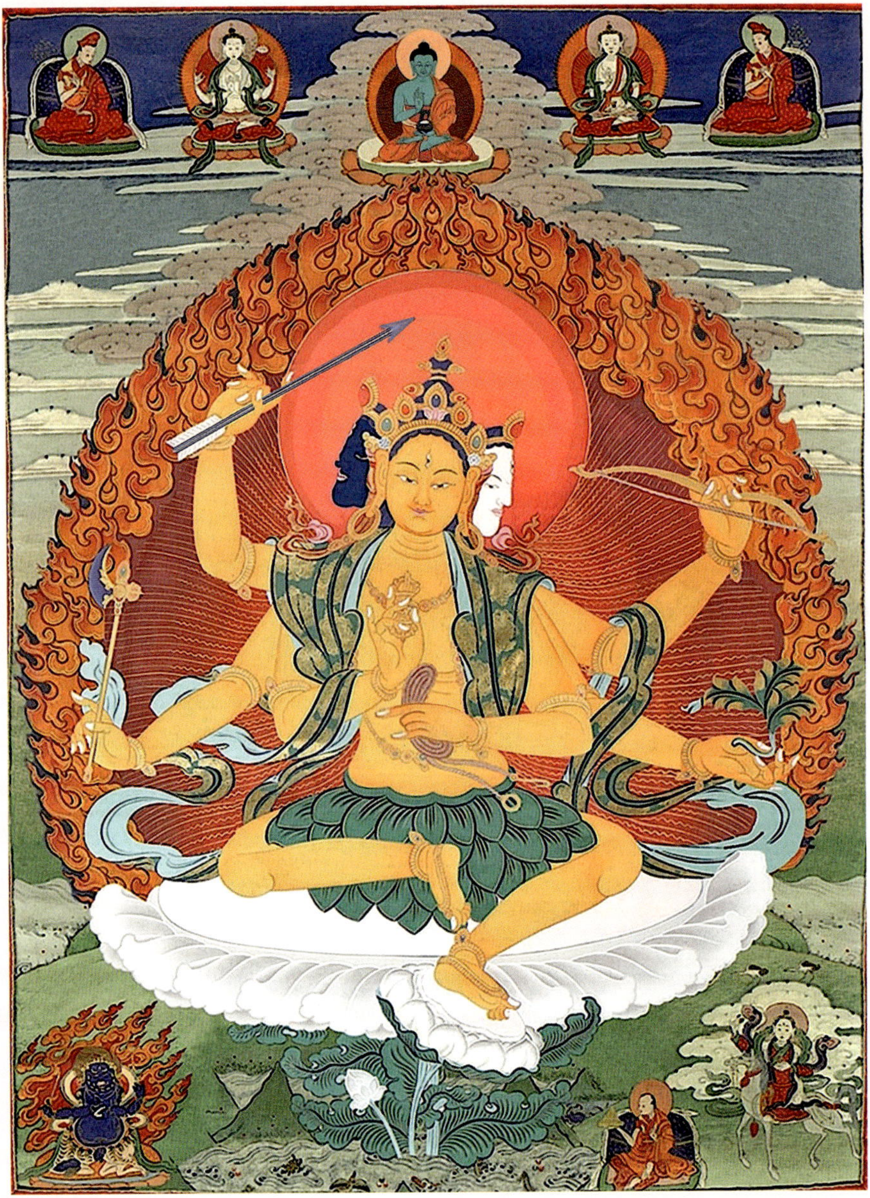

Das Heilmantra

Mantras sind Klänge, die in der tibetischen Tradition vielfach eingesetzt werden, beispielsweise zur Heilung durch den Klang der eigenen Stimme oder durch den Klang eines tibetischen Lehrers oder Arztes.

Mantras können Sie zu allen Tageszeiten tönen. Man kann sie morgens, abends, im Traum oder sogar im Schlaf rezitieren. So können sie zu Ihren ganz persönlichen Begleitern werden. Sie erfahren dadurch Schutz, Geborgenheit und haben in Wartezeiten immer etwas Sinnvolles zu tun.

Mantras sind Schwingungen, und Schwingungen wirken sich auch gesundheitsfördernd auf Ihre inneren Organe und Gelenke aus. Mantras können innerlich gesummt, ausgesprochen oder laut intoniert werden. Sie wirken wie Hygiene für unseren Geist, Hindernisse verschwinden, der Atem wird vertieft und schenkt uns mehr Lebensfreude. Wecken Sie in sich das Vertrauen in diese Töne, wiederholen Sie sie so oft wie möglich. Ausschlaggebend sind Konzentration und Motivation: Wenn Geist und Herz sich vereinen, ist die Wirksamkeit am stärksten.

Für dieses »HüftHeilbuch« habe ich das Mantra der Parnashavari ausgewählt. Dieses Mantra wurde von SH Drikung Kyabong Chetsang gesegnet und mir übertragen, aufgrund der globalen Bedrohung durch die Pandemie.

Parnashavari ist die Göttin, die alle Krankheiten besiegt. Sie schützt vor gefährlichen Erkrankungen und Epidemien sowie vor dem vorzeitigen Tod. Sie ist die große Mutter und Beschützerin der Menschen und aller Lebewesen.

Ihr Mantra lautet:

OM PI SHA TSI PARNA SHA WA RI
SARVA MA RI PRA SHA MA NI HUNG

Gesundheitstipps

Bürstenmassage

Die Haut ist die Abgrenzung nach außen und unser größtes Stoffwechselorgan. Über die Poren der Haut nehmen wir Sauerstoff und Energie auf und können uns auch dank der Vorstellungskraft von verbrauchter Energie trennen. Außerdem vermittelt die Haut den Kontakt mit der Umwelt, mit der Erde und dem uns umgebenden Raum, mit Menschen, Pflanzen und Tieren.

- Besorgen Sie sich einen Massagehandschuh (Lufa).
- Man beginnt mit dem Massieren am entferntesten Punkt vom Herzen und nähert sich langsam. Normalerweise startet man mit dem rechten Fuß, über das rechte Bein, geht dann weiter zum linken Fuß und das linke Bein, zum Bauch und zum Rücken, massiert den rechten Arm und den linken Arm – immer in Richtung Herz.
- Durch die kräftigen kreisenden Bewegungen des Massierens können Sie mehr über Ihre Hüfte erfahren. Die vermehrte Durchblutung, die durch das Massieren entsteht, hilft Ihnen, die Hüfte besser wahrzunehmen.
- Nehmen Sie sich viel Zeit dafür.

Duschen

- Duschen Sie nach dem Körperbürsten so warm wie möglich. Genießen Sie das Fließen des Wassers über Ihren Körper. Spüren Sie! Seien Sie präsent!
- Menschen, die zu Bluthochdruck neigen, duschen zum Abschluss lauwarm.
- Menschen mit niedrigem Blutdruck können so kalt wie möglich duschen. Wenn Sie dabei singen oder summen, sind Sie gewiss, dass Sie sich nicht verspannen. Nur starke Unterschiede der Temperatur wirken abhärtend. Es ist inzwischen bekannt, dass durch Eisbaden das Immunsystem immens profitiert und gestärkt wird.
- Danach cremen oder ölen Sie Ihren ganzen Körper ein. Wählen Sie möglichst ein natürliches Produkt, denn Sie wissen ja bereits, dass über Ihre Poren alle chemischen Stoffe in Ihren Körper transportiert werden.

Baden

Ein Vollbad von mindestens fünfundzwanzig Minuten mit einem Kilogramm basischem Salz in der Badewanne entgiftet wie drei Tage Heilfasten.

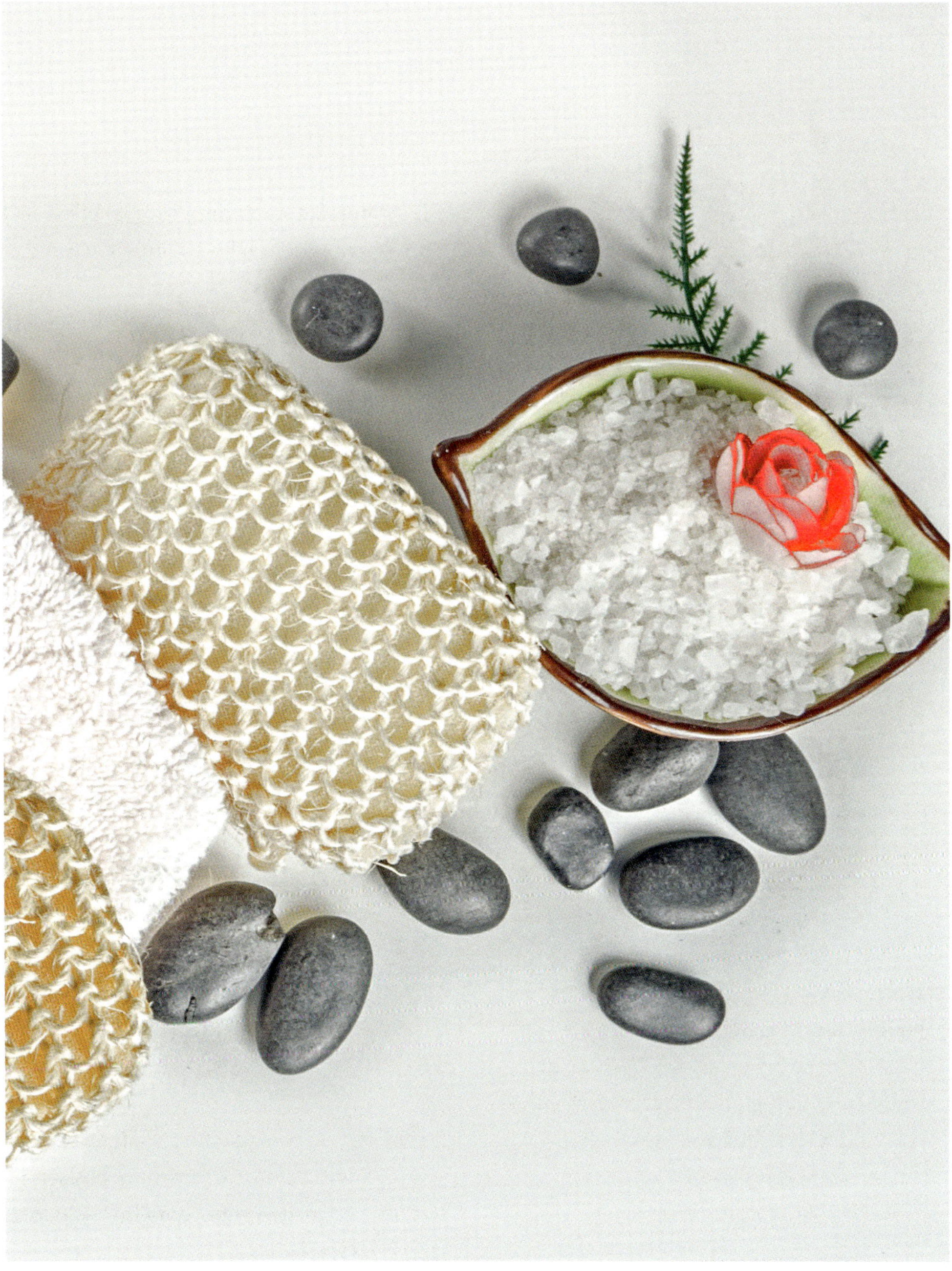

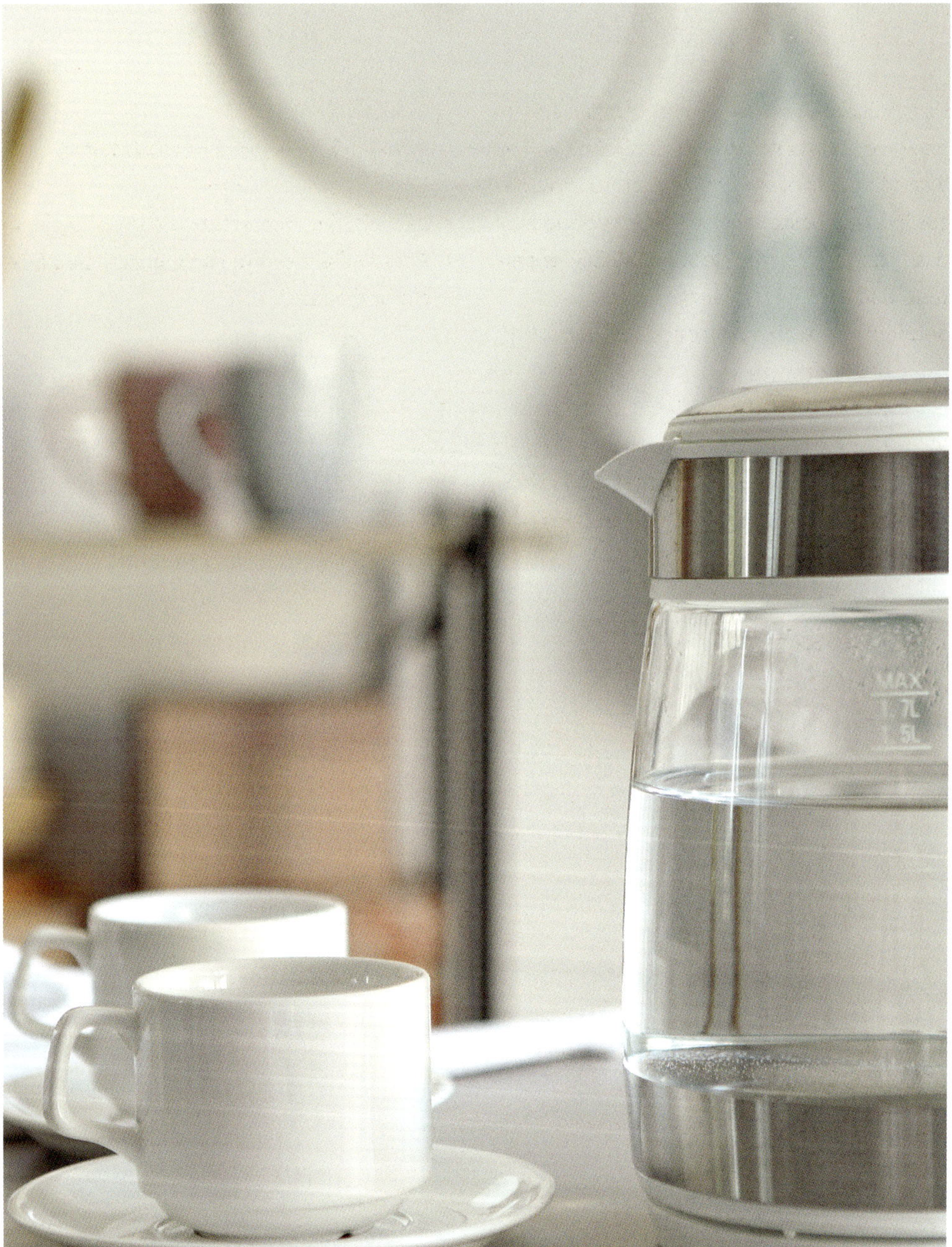
MAX

Heißes Wasser trinken

Die indische Heilerin Sree Shakravarti empfiehlt, vor dem Frühstück drei Gläser heißes Wasser zu trinken. Da wir zu 75 Prozent aus Wasser bestehen, ist es nachvollziehbar, dass das Trinken vor dem Frühstück entgiftend und entsäuernd wirkt.

Seitdem ich mich ausführlich mit Peter Ferreira beschäftigt habe, nehme ich morgens ein Glas Solewasser und zwei Gläser heißes Wasser zu mir.

Die Verbindung von Solewasser mit heißem Wasser verstärkt die Ausschwemmung der Gifte aus den Gelenken.

Lachen ist die beste Atemübung.

- Trinken Sie vor dem Frühstück drei Gläser heißes Wasser.
- Lächeln Sie mindestens neunmal täglich.
- Atmen Sie tief und ruhig durch die Nase ein und aus.

Bewusstes Gehen

Achten Sie auf jeden Schritt und Tritt, denn der ganze Mensch geht mit. Beim Gehen sind insbesondere bewegliche und geschmeidige Füße die Voraussetzung. Bei jedem Schritt sind die Fußgelenke, Kniegelenke und Hüftgelenke beteiligt, bis hinauf in die Schultergelenke. Seien Sie sich bewusst, wie wichtig jeder Schritt für Ihre Hüfte werden kann. Achten Sie auf die Stellung der Füße und Knie, rollen Sie beim Gehen sanft und weich ab.
Vor allem bei Gelenkbeschwerden empfehle ich den Ballengang: Er kräftigt die Beinmuskulatur und stärkt die Gelenke.
Heben Sie langsam Ihren Oberschenkel und rollen Sie danach Ihren Fuß langsam über den Ballen bis zur Ferse ab.
Beobachten Sie immer wieder Ihren Gang und lassen Sie sich so viel Zeit wie möglich. Anfänglich ist diese Art des Gehens ungewohnt, man fühlt sich staksig und ungelenk. Mit der Zeit ist fließendes und harmonisches Gehen jedoch auch über den Ballen möglich.

Gewöhnen Sie sich an, beim Gehen immer wieder mit Ihrer Aufmerksamkeit den Atem vom Unterbauch in die Fußsohlen zu spüren.

Machen Sie sich die Freude und gehen Sie ganz bewusst barfuß über verschiedene Böden und Unterlagen (Parkett, Fliesen, Kiesel, Waldboden und Sand).

Stellen Sie sich öfter eine liegende Acht vor. Schwingen Sie mit Ihren beiden Hüften und Becken in beide Richtungen der Acht.

Auch Bauchtanz und Hula-Hoop sind zu empfehlen – solange Ihnen die Bewegungen Freude machen, ist das gut für Ihr Becken und Ihre Hüfte. Ich lege mir immer wieder hawaiianische Musik auf und lasse mich zu den sanften Hula-Hoop-Bewegungen inspirieren. Üben Sie so lange, bis ein geschmeidiges Bewegen möglich wird.

Bei Hüft-, Knie- und Fußbeschwerden ist die Wahl der Schuhe besonders wichtig. Vermeiden Sie harte Ledersohlen und bevorzugen Sie luftgepolsterte, weiche und federnde Schuhe.

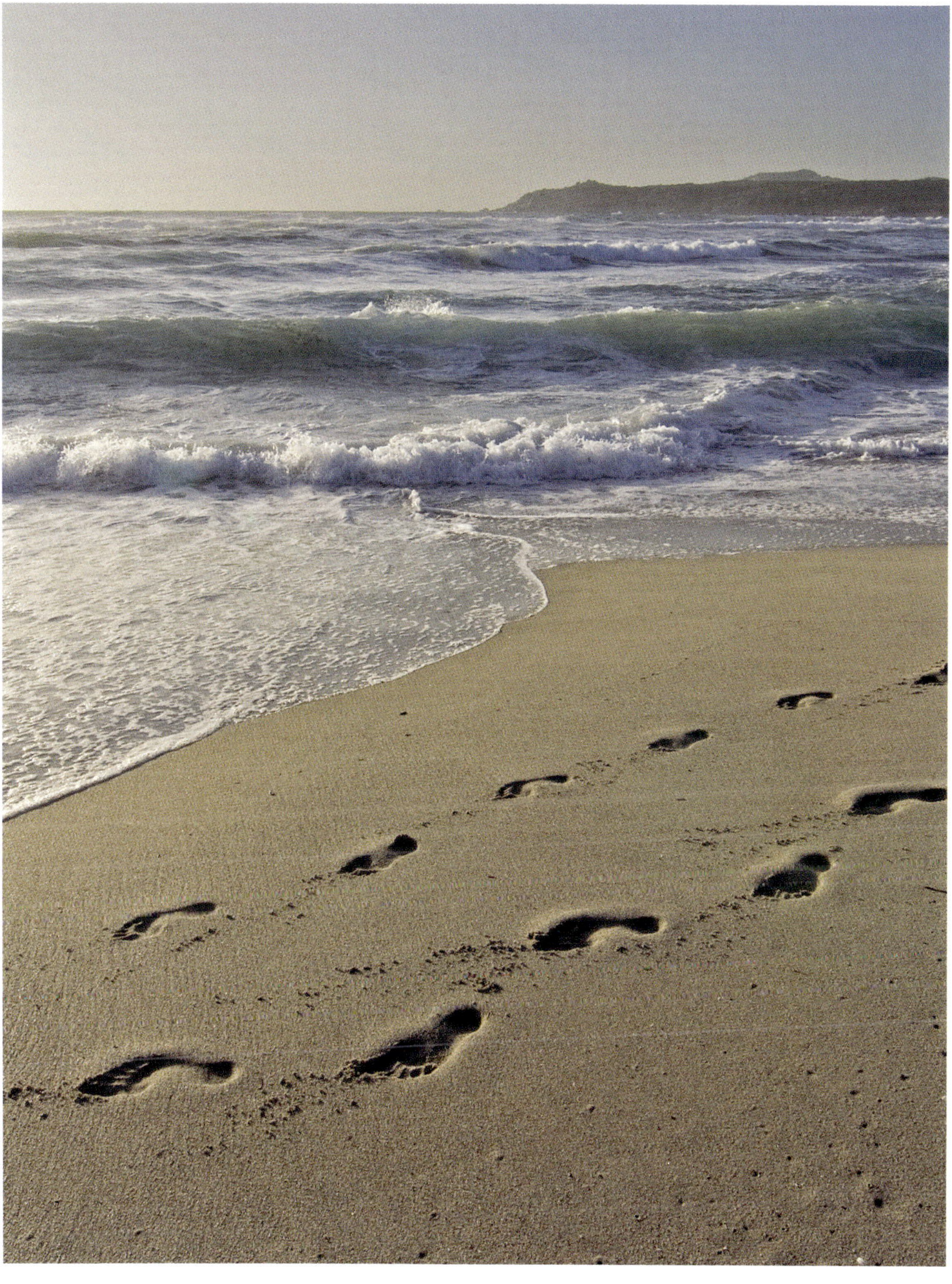

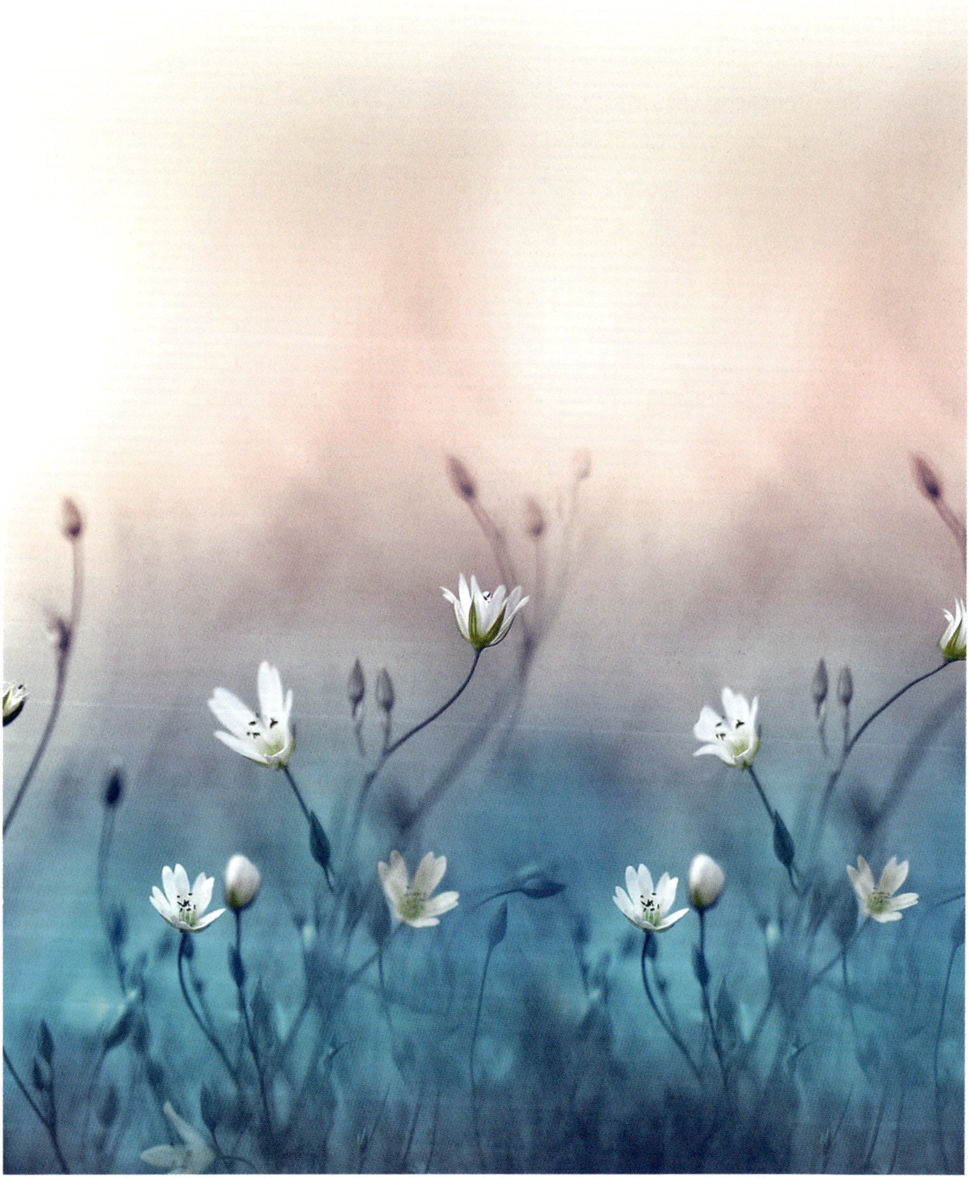

Ingwer, Kurkuma und Co.

Neben Atmung und Bewegung spielt auch die Ernährung eine große Rolle für unsere Gelenke. Eine möglichst natürliche, biologische Ernährung ist die beste Medizin für Sie!

Zu den entzündungshemmenden Gewürzen gehören Kurkuma, Ingwer, Knoblauch, Kreuzkümmel und Koriander. Über den Stoffwechsel gelangen die entzündungshemmenden Antioxidantien in unsere Gelenke. Vermeiden Sie Zucker und Alkohol sowie zu viel Fleisch und Fisch, denn durch sie entsteht u.a. die Übersäuerung in unserem Körper.
Salat, Gemüse und Obst können Sie reichlich essen, wobei Sie beim Obst auch auf den Fruchtzuckergehalt achten sollten.
In der TCM, im Ayurveda und der tibetischen Medizin wird davon abgeraten, abends Rohkost und Salate zu sich zu nehmen. Suppen werden empfohlen (Hirse-, Reis-, Nudel- und Gemüsesuppen).
Generell sollten Sie bevorzugt Sauerkraut, Brokkoli und Rote Bete in Ihren Speiseplan aufnehmen, weil sie der Übersäuerung entgegenwirken.

Extratipp: Sehr viele Menschen haben einen zu niedrigen Vitamin-D3-Spiegel. Lassen Sie sich von Ihrem Hausarzt testen, da Vitamin D3 die Voraussetzung für ein gutes Immunsystem ist.

Heilfasten

Das Heilfasten hat eine unübertroffene entgiftende und entsäuernde Wirkung.
Alle religiösen Traditionen empfehlen, mehrmals im Jahr Fastentage durchzuführen, im christlichen Kontext kennt man z.B. die Quatember-Tage, die viermal im Jahr stattfinden.
Ich empfehle Ihnen, mit einem Fastentag zu beginnen und das Fasten einfach mal auszuprobieren. Sie werden sehen, wie leicht es Ihnen fallen wird und wie gut Sie sich fühlen.
Noch besser ist es natürlich, eine Heilfastenwoche durchzuführen. Durch die Entwässerung des Gewebes und des Darms entsteht körperliche Leichtigkeit. Neben der Gewichtsreduktion straffen sich Haut- und Bindegewebe, die Atmung wird leichter und tiefer, Herz und Kreislauf werden unterstützt.
Die Mitochondrien, die Kraftwerke in den Zellen, werden dabei erneuert. Es kommt zu einer deutlichen Steigerung des Sauerstoffgehalts im Gehirn und damit zu mehr Lebensfreude.

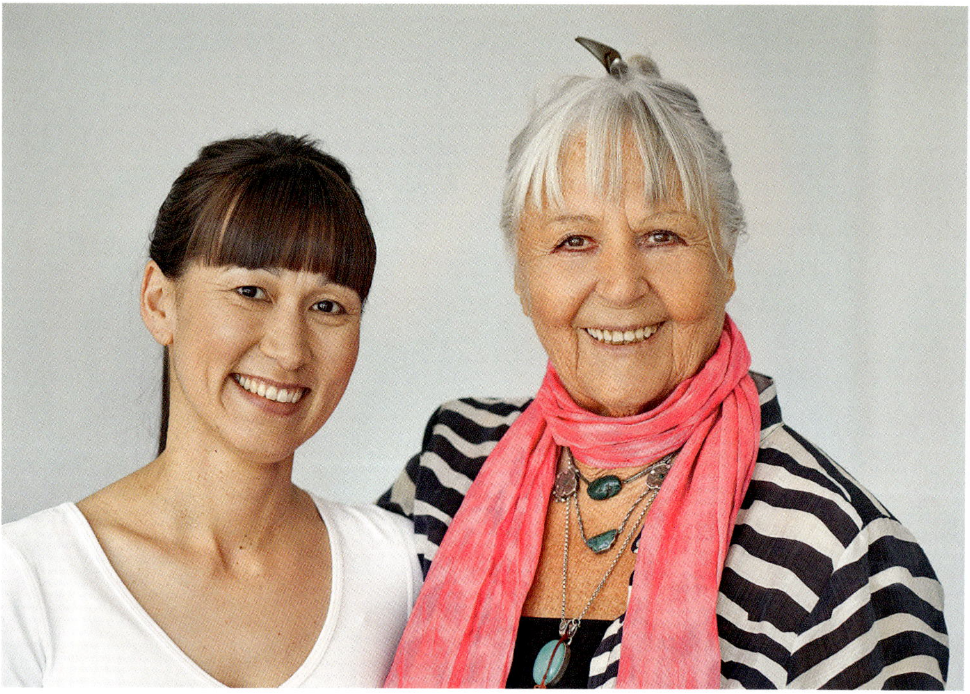

Dank

SH Drikung Kyabgon, dem Oberhaupt der Drikung-Linie, möchte ich für seine jahrzehntelange immerwährende Unterstützung danken, auch für die von ihm gegebenen Mantras zur allgemeinen Veröffentlichung.

Ich bin voller Dankbarkeit für das Glück, all meinen Lehrerinnen und Lehrern begegnet zu sein: Senta Medau, Hinrich Medau, Dr. Ludwig Schmitt, Prof Dr. Volkmar Glaser, Chungliang Al Huang, Il Tuno, Don Jose Matsuva, Meister Zhichang Li, Meister Liu Han Wen, Meister Li Zhinan, Meister Ching Han Lee, Heilerin Sree Chakravarti.

Meinen Kolleg*innen Maddalena Kerrh, Juliane Köhler, Ivica Staudacher und Albrecht Evers danke ich für die inspirierende Zusammenarbeit und ihre unterstützenden kreativen Ideen.

Ohne meine Lektorin Sabine Jaenicke würde es keine Bücher von mir geben. Ich danke ihr von Herzen für ihre Ruhe, Geduld und immerwährende Unterstützung. Ebenso danke ich Toko Schott, meiner Nichte, die trotz ihrer zwei Kinder ausgeglichen und freundlich einen ganzen Tag die Übungen für das Fotoshooting vorstellte.

Inka Jochum

Das FußHeilbuch

Einfache Übungen, um Beschwerden zu lindern und lange gut zu Fuß zu sein

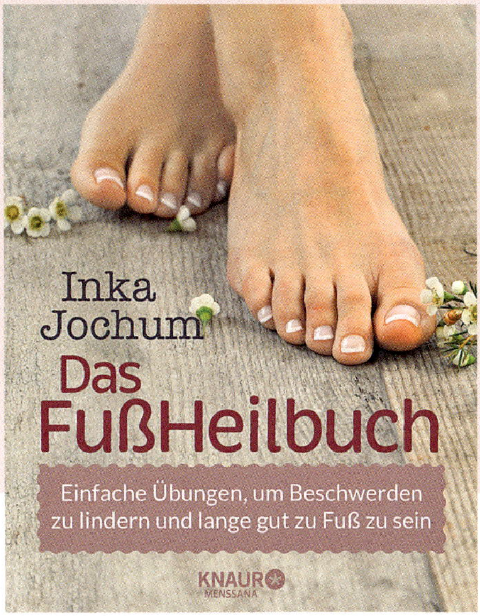

**Füße sind die Basis, auf der wir im Leben stehen.
Sind die Füße gesund, ist der Mensch gesund.**

Die erfahrene Körpertherapeutin Inka Jochum erklärt einfache Übungen, um die Füße gesund zu erhalten, Schmerzen zu lindern und Beschwerden zu heilen. Neben Massage-Anleitungen, Wahrnehmungs- und Achtsamkeitsübungen gibt es ein Trainingsprogramm, das alle Bereiche des Fußes stärkt und vitalisiert. Ein abschließender Teil widmet sich konkreten Hilfestellungen bei Fußbeschwerden wie z. B. Hallux valgus oder Fersensporn. Klare Anleitungen und präzise Fotos machen das Üben zu Hause leicht und effektiv.

Inka Jochum

Qigong

Praktische Übungen für die Gesundheit und zur Selbstheilung

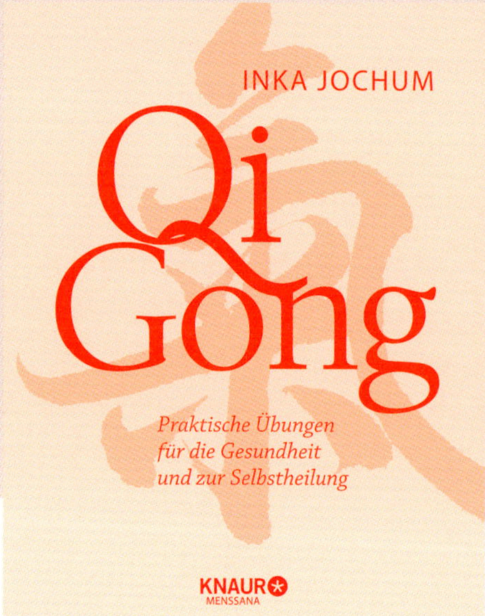

Die Traditionelle Chinesische Medizin (TCM) ist eines der ältesten Heilsysteme der Welt. Qigong ist ein Teil der TCM mit konkreten Körperübungen in Bewegung und Ruhe.

Die bekannte Körpertherapeutin Inka Jochum erklärt einfache Qigong-Übungen, die für jeden sofort anwendbar sind. Sie eignen sich besonders für Menschen, die sich erschöpft fühlen oder etwas für ihre Gesundheit tun wollen. Klare Anleitungen und Step-by-Step-Fotos machen das Üben zu Hause leicht und effektiv.

- Die tägliche Energie-Arbeit stärkt die Vitalität und das Immunsystem.
- Mit den Sechs heilenden Lauten werden u.a. Lunge, Milz, Leber, Herz und Niere gesund.
- Bewusst erlebte innere Ruhe fördert die Selbstheilung.

KNAUR
MENSSANA

Lucia Nirmala Schmidt

Das HandHeilbuch

Einfache Übungen, um Beschwerden zu lindern, die Hände zu kräftigen und die Beweglichkeit zu erhalten

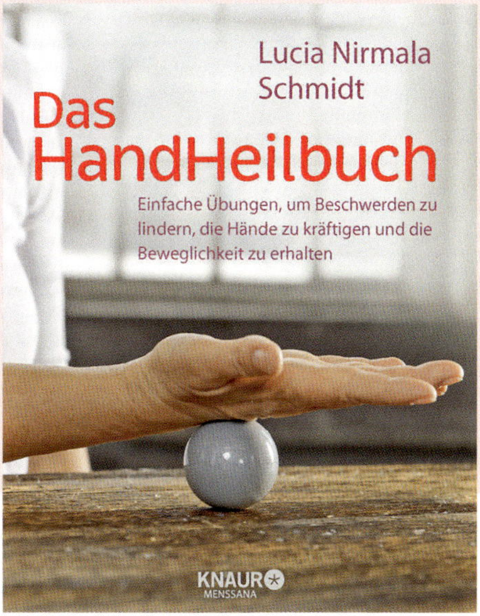

Die renommierte Yogalehrerin und Faszienexpertin gibt in diesem Gesundheitsratgeber konkrete Hilfestellungen bei Handproblemen. Sie kombiniert Übungen aus dem Yoga, der Therapie und dem Faszientraining, die bei den oft diffusen Schmerzen in Händen und Handgelenken wirklich helfen. Präzise Anleitungen und klare Übungs-Fotos machen das Üben zu Hause leicht und effektiv.

Aus der Praxis für die Praxis:

- Lockerungs- und Mobilisierungsprogramm
- Dehnprogramm
- Kräftigungsprogramm
- Myofasziales Release-Programm
- Bäder und Massagen

KNAUR
MENSSANA